运气指掌

龙砂医学丛书 运气篇

清·高思敬 著

老膺荣 宾炜 蔡云 校注

中国健康传媒集团
中国医药科技出版社

内 容 提 要

《运气指掌》由清·高思敬撰，不分卷，成书于1916年，为运气学专著，系《高憨云外科全书》之一，是参用《黄帝内经》运气七篇大论的内容，以指掌图配合歌诀的形式撰写，重点论述六十甲子运气演化，体现五运六气奥论要旨。本书可为中医临床、科研及教学工作者，尤其是五运六气研究者提供参考。

图书在版编目（CIP）数据

运气指掌 /（清）高思敬著；老膺荣，宾炜，蔡云校注 . — 北京：中国医药科技出版社，2019.5

（龙砂医学丛书）

ISBN 978-7-5214-0879-9

Ⅰ . ①运… Ⅱ . ①高… ②老… ③宾… ④蔡… Ⅲ . ①运气（中医）Ⅳ . ① R226

中国版本图书馆 CIP 数据核字（2019）第 039941 号

美术编辑 陈君杞

版式设计 也 在

出版 **中国健康传媒集团** | 中国医药科技出版社

地址 北京市海淀区文慧园北路甲 22 号

邮编 100082

电话 发行：010 - 62227427 邮购：010 - 62236938

网址 www.cmstp.com

规格 710 × 1000mm $\frac{1}{16}$

印张 9

字数 99 千字

版次 2019 年 5 月第 1 版

印次 2022 年 10 月第 3 次印刷

印刷 三河市万龙印装有限公司

经销 全国各地新华书店

书号 ISBN 978-7-5214-0879-9

定价 32.00 元

無錫市龍砂醫學流派研究所創立

中華醫藥　博大精邃
流派紛呈　各具優勢
錫澄毗鄰　鐘靈毓秀
龍砂醫派　杏苑崛起
經方膏方　五運六氣
岐黃薈代　懿歟盛哉

九六叟朱良春謹賀　癸巳秋

国医大师　无锡市龙砂医学流派研究所终身名誉所长　朱良春　题词

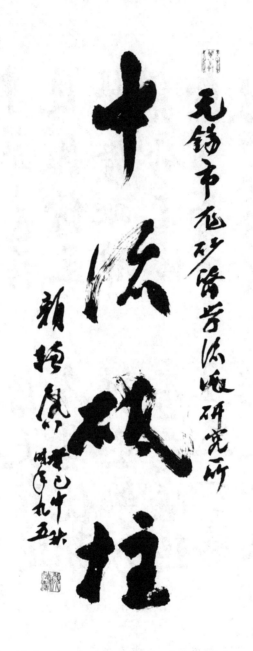

中流砥柱

无锡市龙砂医学流派研究所

颜德馨 乙丑中秋时年九五

国医大师　无锡市龙砂医学流派研究所终身名誉所长　颜德馨　题词

《龙砂医学丛书》
编委会

学术顾问	陈可冀	夏桂成	余瀛鳌
总 主 编	顾植山	黄 煌	陆 曙
执行主编	陆 曙	陶国水	
编 委	宋咏梅	丁 胜	老膺荣	吕建洪
	陈居伟	汪 剑	周 扬	张丰聪
	宾 炜	亓兴亮	罗思航	陆睿沁
	张 阳	李思佳	周亚红	蔡 云
	鞠芳凝	陈冰俊	孔令晶	彭 健
	章轶立	孔令豪	杨葛巍	
学术秘书	李 莎		

陈　序

在中医药学几千年发展的历史长河中，形成了很多流派，学术上，他们各具特色，我主张对各医学流派应不存偏见，博采众长。近年来，国家中医药管理局对中医学术流派的发展很重视，在2012年确立的首批中医学术流派传承工作室建设项目中就有发源于无锡江阴的龙砂医学。

江苏无锡自古文风昌盛，历代贤达辈出，中医氛围浓厚。基于元代著名学者陆文圭奠定文化基础，经明、清两代医家的积累，在苏南地区形成了这样一个有较大影响的学术流派，姜礼、王旭高、柳宝诒、张聿青、曹颖甫、承淡安等著名医家都是其中的代表性人物。更可喜的是，近十年来，龙砂医学的传承与发展工作做得卓有成效，龙砂医学诊疗方法已被确立为江苏省传统医药类非物质文化遗产代表性项目，在全国的影响力越来越大。

这个流派中的医家有一个很重要的学术特色，就是重视《黄帝内经》五运六气学说的研究与应用。20世纪50年代，我初学中医，听蒲辅周老先生结合临床实际讲解吴鞠通《温病条辨》和王孟英《温热经纬》，他非常细腻地讲解历时久远的"运气学说"，讲述五运主病和六气为病。当时因为我刚从西医转而初学中医，听了并不能很好理解。年岁大了，临床医疗经验多了，现在回想，季节寒暑昼夜等对人体及疾病的影响，体现了"天人相应"的道理。这门学说值得进一步深入研究。

中医药学作为我国优秀传统文化中具有原创性的医学科学，越来越受到世界关注。中医药值得"像宝库金矿一样去挖掘"，并需要结合现代科学技术方法继承和创新。比如，20世纪80年代，我们发现清宫医案中蕴藏着巨大的学术价值，于是我们埋头苦干，查了3万多件档案，在其中发掘了大量有价值的文献，这些理论知识和临床经验对现代中医临床仍有积极影响。

传统中医学是古而不老，旧而常新，永远富有生命力的。继承发展中医药精髓、提高临床疗效，要厚古不薄今，温故且知新。

不同学术流派在中医药大的框架下形成一源多流、百家争鸣、百花齐放、精彩纷呈的学术生态，对于丰富临床诊疗手段、促进中医人才培养，具有重要价值。裘沛然先生曾说过："中医学术流派是医学理论产生的土壤和发展的动力，也是医学理论传播及人才培养的摇篮。"

今有无锡市龙砂医学流派研究所同道，编辑出版《龙砂医学丛书》，致力于将该地域独具特色的龙砂医学流派学术精华与特色技艺进行发掘整理与推广，这是对龙砂医学活态传承的重要举措，更是打造无锡中医文化品牌的标识性工作，是一件十分有意义的事，书稿既成，邀我作序，书此数语，以表祝贺！

中国科学院院士

国医大师

2019 年 1 月 20 日

夏　序

　　中医学术流派是中医学在长期历史发展过程中形成的具有独特学术思想或学术主张及独到临床诊疗技艺的学术派别。发源于我的家乡江阴华士地区的龙砂医派就是中医学术流派中的翘楚。龙砂医派，自宋末元初，绵延数百年，传承至今，医家众多，医著丰富，学术特色鲜明。

　　学派中学术是灵魂，中国古人讲，人的一生要立德、立功、立言，学术正是这"三立"的根本，可以说，我一生都是为了中医学术的发展，我把中医学术视作我的生命。

　　龙砂医学流派的一个重要学术特色就是重视五运六气学说的临床运用。运气学说是中医学比较高层次的理论问题，它是一门气象气候医学，虽然重在预测疾病，但更重要的是应用于临床治疗上所取得的效果，搞清楚了这门学说，我们可以提升中医治病、保健和预防疾病，特别是治未病的水平，有很重要的价值，我希望大家能很好地学习，以使中医发扬光大，更重要的是为全国人民、为世界人民的健康做出更大的贡献。

　　龙砂医学流派的运气学说，还有其自身特点。首先，掌握和运用该学说的医家形成群体，蔚然成风，卓然成派；另外，他们在深耕理论的同时，尤其注重临床实践，将理论与临床有机结合起来；再有，他们秉承实事求是的学风，灵活运用运气，王旭高先生就说过"执司天以求治，而其失在隘；舍司天以求治，而其失在浮"。所以我在给龙砂医学流派相关活动的题词中就明确提出过"龙砂运气学"这个说法。

锡澄比邻，历史上这一带医家之间相互交流颇多。很多江阴医家到无锡城行医，或者两地医家之间有交叉师承关系。譬如，张聿青的学生有江阴吴文涵；我的启蒙老师夏奕钧先生是著名的朱氏伤寒的代表医家朱莘农的弟子，而朱氏晚年悬壶无锡，并和他的兄长朱少鸿一样对沈金鳌的《沈氏尊生书》多有青睐。我们讲流派，除了学术外，还要流动，也就是有一定的辐射度。

2013年，无锡市龙砂医学流派研究所成立，聘请我担任高级学术顾问，这些年他们在非遗挖掘、学术整理、技艺传承、流派推广等方面做了很多卓有成效的工作，尤其是顾植山教授在全国各地传播龙砂运气学说，黄煌教授致力于经方的教学普及推广与国际传播。

顾植山教授牵头成立了中华中医药学会五运六气研究专家协作组、世界中医药学会联合会五运六气专业委员会，两个学术组织的秘书处都挂靠在研究所，每年开展的学术活动精彩纷呈，还在中国中医药报上开设了"五运六气临床应用"专栏，颇获好评，很多人都慕名找他拜师学艺。前面讲到了龙砂医学流派的非遗特色，现在很多非遗都只能成为历史，而龙砂医学流派实现了活态传承。

为了更好地把龙砂医学第一手文献资料保存下来，这几年，龙砂医学流派研究所克服人手不足等困难，经过广泛调研，基本将历代龙砂医家有价值的著作、医案等梳理清晰，进而编撰了本套《龙砂医学丛书》，这是一件十分有意义的事，也是一项大工程！首批出版的14本古籍，很多与五运六气有关，更有一些抄本、孤本。这些资料的汇集，将便于大家更好地学习、利用古人的经验。书稿完成，邀我作序，我欣然应允，谨书以上，以表祝贺，并向各位读者推荐阅读！

近期他们又积极准备将龙砂医学流派研究所升级为无锡市龙砂医学流派研究院，这对于龙砂医学流派的传承发展具有重要的意义，我建议将来条件成熟还可以申请成立江苏省龙砂医学研究院。我坚信现代龙砂医家一定能在前辈医家的基础上，做得更好、更出色。

　　桐花万里丹山路，雏凤清于老凤声！

　　乐为之序！

国医大师

2019 年 1 月 28 日于金陵

前　言

无锡古称梁溪、金匮，简称锡；江阴古称暨阳、澄江，简称澄。自宋代凿通锡澄运河后，两地交通便捷，商贾交往频繁，故多锡澄联称。无锡、江阴均是苏南古城，一处太湖之北，一踞长江之南，自古文风昌盛，历代名医辈出。发源于锡澄地区的龙砂医学，肇起于宋元，隆盛于清乾嘉时期，再兴于清末民国至今，为苏南地区中医学的一个重要流派。

龙砂之名，缘江阴华士（旧称华墅）地区有白龙山和砂山两座山脉，合称龙砂。唐人杜审言在华士写有《重九日宴江阴》诗："蟋蟀期归晚，茱萸节候新……龙沙（砂）即此地，旧俗坐为邻。"清人王家枚有以龙砂命名的书稿《龙砂志略》《龙砂诗存》。近贤承淡安先生也曾在他的日记中记载："亚非国家会议，下月将开幕。我国代表团已组成，钱惠亦为团员之一，我龙砂之光。"因承淡安和钱惠均为华士人，故称"龙砂之光"。

清代乾隆年间华士名医姜大镛辑有《龙砂医案》一书，说明龙砂医学之名，由来已久；光绪初年苏州医家姜成之集有《龙砂八家医案》，可见龙砂医学业已闻名于当时的医学中心苏州。

龙砂医学由宋末元初著名学者陆文圭奠定医学文化基础。陆氏精通经史百家及天文、地理、律历、医药、算数等古代科学、医学与人文学，被《元史》定评为学界的"东南宗师"。宋亡以后，陆文圭在江阴城东龙山脚下的华士镇专心致力于包括中医学在内的文化教育事业50余年，培养了大批文化及医学人才（仅华士一镇，南宋至清末，能查考到的进士即有50人之多），为龙砂文化区的形成发展和龙砂医学的产生起到了重要的奠基作用。

太极河洛思想和五运六气为宋代两大显学，张仲景的伤寒学也于北宋时期成为经典。宋代的这些学术特色经过陆文圭的传承阐扬，深刻影响了龙砂地区的医家，形成龙砂医学流派学术思想的核心。

陆文圭之后，龙砂地区名医辈出，如元代晚期出了名医吕逸人，明代嘉靖年间有名医吕夔与其孙吕应钟、吕应阳"一门三御医"等。至清代形成了以华士为中心和源头并不断向周边扩大，乃至影响全国的龙砂医学流派名医群体。清·嘉庆元年（1796年）著名学者孔广居在《天叙姜公传》中描述："华墅在邑东五十里，龙、砂两山屏障于后，泰清一水襟带于前，其山川之秀，代产良医，迄今大江南北延医者，都于华墅。"这生动形象地勾勒出了龙砂医学当时的盛况。前面提及的《龙砂八家医案》中就辑录了乾隆、嘉庆年间戚云门、王钟岳、贡一帆、孙御千、戚金泉、叶德培、姜学山、姜恒斋、姜宇瞻九家医案。华士医家群体中，以姜氏世医最为著名。从二世姜礼、三世姜学山、四世姜健到五世姜大镛，一百余年间，"名噪大江南北，数百里间求治者踵相接"。

清代中晚期至民国时期，随着锡澄地区经济文化的繁荣发达，龙砂医学再次崛起，涌现了一大批新的著名医家，其中柳宝诒对近现代龙砂医学的薪火相继作用突出；吴达、张聿青、曹颖甫、薛文元、朱少鸿、承淡安等则进军上海、南京，为江南乃至全国中医的繁荣做出了贡献。

2012年3月，龙砂医学由国家中医药管理局作为试点率先启动中医学术流派传承工作，并于同年11月被国家中医药管理局正式确定为全国首批64家中医学术流派传承工作室建设项目之一。

中医流派有地域性流派和学术性流派之分。地域性流派主要指地域性医家群体；学术性流派（亦称学派）则应具有独特学术思想或学术主张及独到临床诊疗技艺，有清晰的学术传承脉络和一定的历史影响。龙砂医学流派兼有地域性流派和学术性流派特点。

从地域性流派论，龙砂医学又有狭义与广义之分。狭义是指历史上的华士地区（地域龙砂），广义上则包括无锡、江阴、宜兴等环太湖文化区。如宋代名医许叔微（1079～1154 年），晚年隐居无锡太湖之滨的"梅梁小隐"长达十年，在锡澄医界颇有名望，陆文圭曾有诗云："江左知名许叔微，公来示之衡气机。天下呻吟尚未息，公持肘后将安归。"可见陆氏对许氏的推崇。许氏是经方派创始人之一，对伤寒经方的推广应用贡献巨大，近来我们在研究许叔微的多部著作的过程中，更发现了他对《黄帝内经》运气学说的活用。可以认为，许叔微对龙砂医学学术思想的形成有一定影响，所以从地域性流派概念以及龙砂医学学术内涵的角度，本丛书也收录了许叔微的部分著作。

在地域中又包括无锡地区许多医学世家，如"吕氏世医""姜氏世医""朱氏伤寒""黄氏喉科""尤氏喉科""吴氏喉科""章氏外科""邓氏内外科""曹氏儿科"等，他们世代相袭，形成家族链，一脉相承。

从地域流派的角度看，龙砂医学流派具有如下四方面的特色和传统。

第一，重视经典研究与应用。《黄帝内经》五运六气方面，如宋代许叔微，明代徐吾元、吕夔，清代吴达、薛福辰、高思敬对于运气的论述，清代戴思谦、缪问、黄堂对运气思维的应用和发挥，均有特色。《伤寒论》方面，许叔微的《百证歌》《发微论》《九十论》，奠定了其在伤寒学术领域的地位，被后世尊为经方派的代表。沈金鳌的《伤寒论纲目》阐发精当中肯，为锡澄地区医家所推崇。柳宝诒将《伤寒论》六经用于在温病临床上，提出"伏邪温病说"，强调伤寒温病为病不同，而六经之见证相同、用药不同，六经之立法相同。龙砂姜氏、王旭高、曹颖甫、朱少鸿、朱莘农的经方应用，对后世影响深远。尤其以曹颖甫为代表，他在上海期间，"用经方取效者十常八九"（《经方实验录·自序》），他倡导经方，谓"仲师之法，今古咸宜"。宜兴人法文淦对伤寒研究颇深，《光宣宜荆县志》载其治病如神，著有《伤寒详解》，弟子门人得其绪余，时称"法派"。同是宜兴人的余景和得柯韵伯《伤寒论翼》抄本，加注而成《余注伤寒论翼》，书中着重注释六经病解及六经方解，通俗易懂，颇有流传。

  第二，重视教学与传承。陆文圭是历史上著名的教育家，影响所及，形成龙砂医家注重传承教学的传统。如江阴柳宝诒从北京回江阴后，广收门徒，弟子逾百，其中金兰升、邓养初、薛文元等均为近世名家；无锡汪艺香门生甚多，锡地中医界有"汪党"之称；无锡张聿青门人也达百人，周小农、邵正蒙、吴文涵等名医均出其门下；江阴朱少鸿、朱莘农兄弟两人培养了许履和、顾履庄、仰汉初、邢鹏江、夏奕钧、曹永康、汪朋梅等一批名医。

  从民国到新中国成立初期，龙砂医家在中医教育方面的贡献尤为突出。民国时期曹颖甫、薛文元、郭柏良、章巨膺分别担任上海最主要的三大中医学校——上海中医专门学校、上海中国医学院、上海新中国医学院的教务长和院长，执掌三校的教务工作。薛文元是柳宝诒嫡传弟子，上海市国医公会和全国医药团体总联合会的发起创办人之一，1931 年冬，上海中国医学院创办未久，濒临倒闭，薛文元受上海国医公会委派出任院长，挽狂澜于既倒，励精图治，使中国医学院的办学规模和师资力量等都超过当时其他中医学校，因而有"国医最高学府"之誉。1936 年 9 月薛文元辞职后，江阴籍名医、时任副院长的郭柏良继任院长至 1940 年 1 月。在薛文元、郭柏良任院长期间，中国医学院培养的学生成为著名医家的有朱良春、颜德馨、梁乃津、何志雄、陆芷青、董漱六、江育仁、程士德、蔡小荪、谷振声、庞泮池等。

柳宝诒的再传弟子章巨膺，1933年襄助恽铁樵举办中医函授事务所，主持教务，并主编《铁樵医学月刊》，恽铁樵去世后，乃独任其事；后受聘新中国医学院任教务长，新中国成立后任上海第一中医进修班副主任；1956年与程门雪等受命筹建上海中医学院，任教务长。章巨膺一生从事中医教育事业，主要弟子有何任、王玉润、周仲瑛、钱伯文、凌耀星等。

无锡人时逸人受业于同邑名医汪允恭，1928年在上海创设江左国医讲习所，并受聘于上海中医专门学校、中国医学院等校任教。1929年任山西中医改进研究会常务理事，返沪后与施今墨、张赞臣、俞慎初等创办复兴中医专科学校。抗战胜利后，先后在南京创办首都中医院、中医专修班等，并在江苏省中医进修学校高级师资培训班任教。1955年秋调至中国中医研究院，任西苑医院内科主任。他一生热心中医教育，培养了大批中医人才，弟子众多，桃李盈门。

承淡安于1928年开始在苏州、无锡等地开办针灸教育研究机构，抗战期间到四川仍坚持办学，20年间培养学生逾万，遍布海内外。弟子赵尔康、邱茂良、谢锡亮、陈应龙、曾天治、陆善仲、孔昭遐、留章杰等均为针灸名家。

20世纪50年代，锡澄地区一大批名医参与现代中医高校的创建。承淡安于1954年出任江苏省中医进修学校（南京中医药大学前身）校长，该校师资班为全国各中医院校输送了大批优秀师资，被誉为中医界的"黄埔军校"，单被选派去北京的就有董建华、程莘农、王玉川、王绵之、颜正华、印会河、程士德、刘弼臣、杨甲三、孔光一等，为北京中医学院的创办和发展起到了重要作用。国医大师周仲瑛、张灿玾、班秀文等也都毕业于该校办的师资班。邹云翔、马泽人、许履和、夏桂成、邹燕勤、徐福松等参与了南京中医学院及江苏省中医院的创建。这些锡澄医家的努力，为复兴和发扬中医学做出了积极的贡献。

在传承教学中，龙砂医家重视医案的撰写和整理。宋代许叔微的《伤寒九十论》就是九十个案例。柳宝诒的《柳选四家医案》是课徒的教本，影响极大。柳宝诒医案、王旭高医案、张聿青医案、周小农医案、朱少鸿医案、朱敬鸿医案、邓养初医案、邓星伯医案、许履和外科医案等，都是龙砂医学的精品。今人黄煌编写的《医案助读》是一本医案阅读研究的专著，对现代高等中医教育开展传统医案教学做了有益的探索，传承了龙砂医家的传统。

第三，临床多有独到和创新见解。如姜氏写《风痨臌膈四大证治》，集四大证治之精粹；柳宝诒以六经辨伏气温病，创助阴托邪法；张聿青于湿温善用流气化湿法，妙用温胆汤；沈金鳌发挥"肾间动气"说，开腹诊之先；高秉钧所著《疡科心得集》，用温病学说解释指导疡科治疗，被尊为中医外科三大派之一"心得派"的开派人物；朱莘农于"夹阴伤寒"心得独到，善用桂枝汤及其加味方，其"脐腹诊"则受沈金鳌启发而又有创新；起源于清乾隆年间的黄氏喉科，善用"吹药"，传承至今已逾十代，2012年被国家中医药管理局确立为首批64家中医学术流派之一，祖传秘方"黄氏响声丸"蜚声海内；无锡杜氏金针、章氏外科、盛巷曹氏儿科，宜兴汤氏肝科，江阴吴氏喉科，都以临床疗效博得民众的好评和爱戴。

第四，办学结社，编辑刊物。承淡安创办中国最早的针灸学研究社，并扩建为中国针灸讲习所，又创办中国历史上最早的针灸刊物——《针灸杂志》。他开创的针灸函授，先后培养学员3000多人，分校遍及南方各省、香港和东南亚地区，是现代复兴针灸的第一人。为弘扬中医学术，锡澄中医热衷办刊办学。无锡沈奉江于1922年组织无锡中医友谊会，翌年创办《医钟》。张聿青弟子吴玉纯编辑《常熟医药会月刊》，时逸人主编《复兴中医》，朱殿、邹云翔主编《光华医药杂志》，章巨膺主编《铁樵医学月刊》等。此外，丁福保、周小农等还编辑出版了大量中医古籍。

从地域影响来看，龙砂医家与同属于南直隶或江南省的吴门医家、孟河医家乃至新安医家之间关系密切，并多有合作。如民国时期孟河名医丁甘仁在上海创办中医专门学校，特聘龙砂医家曹颖甫为教务长，长期主持该校教务；新中国成立初期承淡安创办南京中医药大学的前身江苏中医进修学校，也多有吴门和孟河医家参与。互相交流渗透方面，如龙砂医家缪问晚年定居苏州传道，叶天士《临证指南医案》由无锡医家华云岫等编辑加按而成，无锡邓星伯在家学基础上复受业于孟河马培之，常熟金兰升则为江阴柳宝诒弟子，马泽人源于孟河而行医于江阴、南京，上海石氏伤科源自无锡，宜兴余景和从学于孟河费兰泉等。一些新安名家也曾行医于龙砂，如孙一奎在宜兴行医并有《宜兴治验》医案传世。

从学术性流派的角度，我们总结提炼了龙砂医学三大主要学术特色。

第一，重视研究和善于运用《黄帝内经》的运气学说。从现有研究成果可知，龙砂医学延绵数百年，医家众多，虽学术风格不尽一致，但对五运六气理论的重视是其鲜明特色，且著述颇多。明代《无锡金匮县志》载徐吾元"论运气颇精博"；戴思谦寓居无锡，得人授以五运六气、十二经络之秘，后栖居小五湖之石塘山，为人治病，沉疴立起；道光《江阴县志》载明代江阴人吕夔著有《运气发挥》。清代缪问注姜健所传《三因司天方》，吴达《医学求是》有"运气应病说"专论，薛福辰著《素问运气图说》，高思敬在《高憩云外科全书十种》中著有《运气指掌》等。龙砂医家尤为重视运气学说在临床的应用，善用"三因司天方"治疗各种内伤外感疾病是龙砂医家的独门绝技，姜氏世医第四代姜健（字体乾）是杰出代表。

有些医家虽无运气专著，但在其他论著中也常可看到运气思想的身影。如柳宝诒据运气原理阐发伏邪理论；曹颖甫在晚年所作《经方实验录》序言中专门讲述了他十六岁时亲见龙砂名医赵云泉用运气理论治愈其父严重腹泻几死的经历，注释《伤寒论》时亦专取精于运气学说的名家张志聪和黄元御之说；承淡安著有《子午流注针法》，又让其女承为奋翻译了日本医家冈本为竹用日语所作的《运气论奥谚解》；章巨膺于1960年发表《宋以来医学流派和五运六气之关系》一文，用五运六气观点解释了各家学说的产生；邹云翔先生强调"不讲五运六气学说，就是不了解祖国医学"等。

龙砂医家重视五运六气的流派特色，在当代医家中尤为突出。国医大师夏桂成为现代龙砂医家的杰出代表，夏老注重五运六气理论在妇科临床的运用，认为"作为中医师中的一员，应遵从古训，学习和掌握运气学说，推导病变，预测疾病，论治未病"。

第二，重视《伤寒论》经方，特别是注重"方－药－人"体质辨识经方和六经理论指导经方的研究与应用。重视经方的传承和运用是龙砂医学流派又一重要的学术特色。宋代许叔微著有《伤寒百证歌》《伤寒发微论》《伤寒九十论》，奠定了其在伤寒学术领域的地位，被后世尊为经方派的代表之一。徐彬曾有"古来伤寒之圣，唯张仲景，其能推尊仲景而发明者，唯许叔微为最"之语。沈金鳌《伤寒六经主症》一书论述六经病提纲的主证主脉，以"标本中气"论述犯禁后的变证及治疗，特色鲜明，后辑入《伤寒论纲目》。王旭高提倡经方类方研究，王氏是程门雪先生生前最为推崇的医家，程氏所著《伤寒论歌诀》一书多处引用王氏观点。柳宝诒主张"寒温统一""六经辨证"。张聿青既承袭经方之方与法，紧扣病机，巧用经方，异病同治，又取经方之法而不泥其方，病症互参，扩大经方的运用范围。

另据《江苏历代医人志》及无锡地方史志记载，明代吕大韶著《伤寒辨证》，清代钱维镛著《伤寒秘笈续集》，高日震著《伤寒要旨》，华文灿著《伤寒五法辨论》，吴廷桂著《伤寒析义》，王殿标著《伤寒拟论》《金匮管窥》，张孝培撰《伤寒论类疏》，这些书都具有较大价值，如清人汪琥评价张孝培《伤寒论类疏》"其注仲景书能独出已见，而不蹈袭诸家之说"，惜乎很多散佚或未刊。

第三，基于肾命理论运用膏方奉生治未病。运用膏滋方调体养生是以环太湖龙砂文化区为中心的江浙沪地区民俗，《龙砂八家医案》中即有运用膏滋的脉案；《张聿青医案》中撰有"膏方"一卷；柳宝诒撰有《柳致和堂丸散膏丹释义》一书，目前柳氏致和堂的"膏滋药制作技艺"已入选第三批国家级非物质文化遗产扩展项目名录。

龙砂膏方具有"民俗原创、重在养生治未病""培补命门元阳，顺应'冬至一阳生'""注重阴阳互根，阴中求阳""结合五运六气，必先岁气抓先机""注重熬膏技艺，工艺精良"等五大优势特色。已故无锡市龙砂医学流派研究所终身名誉所长、首届国医大师颜德馨曾为龙砂膏方题词"固本清源，一人一方，适时进补，勿违天和"。正宗龙砂膏方，药材道地，炮制得法，用药精准，工艺纯和；成膏锃亮鉴影，油润如玉，柔韧若脂。

为进一步推动龙砂医学流派学术传承，无锡市政府于2013年正式批准成立无锡市龙砂医学流派研究所，国医大师朱良春与颜德馨共同出任终身名誉所长。朱老为研究所成立题词："中华医药，博大精深，流派纷呈，各具优势，锡澄毗邻，钟灵毓秀，龙砂医派，杏苑崛起，经方膏方，五运六气，岐黄万代，懿钦盛哉。"短短48字，凝练了龙砂医学的地域属性、产生的文化土壤以及主要学术特点，阐明了龙砂医学流派的活态传承现状和美好发展前景。

近年来，无锡市龙砂医学流派研究所本着一种责任感、使命感，围绕文献整理、特色技艺、学术推广、人才培养、科普宣传等方面，对龙砂医学进行全面深入系统的挖掘整理，初显成效。无锡市龙砂医学流派研究所一项重点工作就是对龙砂医学的非物质文化遗产特性进行梳理提炼，2014年成功申报无锡市非物质文化遗产项目并获批准，2016年龙砂医学诊疗方法（JS Ⅷ-22）（传统医药类）再次入选江苏省第四批省级非物质文化遗产代表性项目。

龙砂医学的"非遗"属性有一个鲜明的特点就是形成了活态传承，目前龙砂医学流派有顾植山与黄煌两位代表性传承人，他们承前启后，继往开来。顾植山对运气学说多有默运，深入阐发了运气学说中三阴三阳开阖枢、"三年化疫""伏燥论""七损八益"及《伤寒论》中的"六经欲解时"等重要理论，发掘推广了"三因司天方"的临床应用，在国家科技重大专项疫病预测预警课题方面的研究成绩卓著，引起了学界对中医运气学说的重视，并牵头成立了中华中医药学会五运六气研究专家协作组和世界中医药学会联合会五运六气专业委员会，成为当前全国五运六气研究方面的领军人物。

黄煌以经方的方证与药证为研究重点，用现代医学的语言对经方的传统方证进行破译，并结合自己的临床实践与研究，开创性地提出了以"方—病—人"为中心的"方证相应"学说和"方人药人"学说（经方体质学说），并在方证的规范化、客观化上作出了初步的尝试，致力于经方的教学普及推广与国际传播，在南京中医药大学成立了国际经方学院并担任院长，主持全球最大的公益性经方学术网站"经方医学论坛"，享誉海内外。

中医学术流派在中医药这个大框架下形成一源多流，百家争鸣，百花齐放的学术生态。这对于丰富临床诊疗手段、促进中医人才培养都具有重要价值。历代龙砂医家在行医济世的同时，勤于著述，编纂有五运六气、经方、本草、妇科、杂病等著作多部，为后人留下一笔宝贵的财富。

随着龙砂医学研究的深入和影响力逐步扩大，为了进一步做好学术流派的传承，促进中医学术进步，整理锡澄地区医学史料的工作提上了议事日程。2015年底由无锡市龙砂医学流派研究所牵头，经过调研寻访，对锡澄地区医家著作先作初步摸底，经过论证后，决定编写出版一套《龙砂医学丛书》。本套丛书采取一次设计，分步出版，以辑为主，以写为辅的原则，注重史料性，以时代为纲，内容为目，分册编辑，独立成书。

《龙砂医学丛书》拟收录出版的著作有《三因司天方》《运气证治歌诀》《子午流注针法》《素问运气图说》《运气指掌》《伤寒论纲目》《柳致和堂丸散膏丹释义》《龙砂八家医案》《龙砂姜氏医案》《惜余医案》《倚云轩医案医话医论》《沈芊绿医案》《黄氏纪效新书》《女医杂言》《伤寒九十论》《伤寒经解》《伤寒发微》《金匮发微》《经方实验录》《伤寒论新注》《夹阴伤寒》《伤寒阴阳表里传变愈解》《余注伤寒论翼》《温热逢源》《杂病源流犀烛》《妇科玉尺》《保产要旨》《风痨臌膈四大证治》《推拿捷径》《尤氏喉科》《本草简明图说》《本草经解要》《过氏医案》《王旭高医案》《柳选四家医案》《曹颖甫先生医案》《高氏医案》《吴东旸医案》《汪艺香医案》《张聿青医案》《邓星伯医案》《余听鸿医案》《周小农医案》等著作。这些著作初步分为运气、经方、膏方、医案等系列，他们中有很多已经过多次刊刻翻印，流传甚广，也有的是抄本、孤本，由于种种原因被束之高阁，迫切需要抢救性将其整理出版。

《龙砂医学丛书》的整理出版是一个系统工程，颇耗精力，且短时间不易出成果，但对于一门学术的研究，文献整理工作又是一项重要的基础性工作，《龙砂医学丛书》在编撰过程中有幸得到中国中医科学院、南京中医药大学、山东中医药大学、安徽中医药大学、云南中医药大学多位同道的帮助，中国医药科技出版社鼎力支持。书稿既成，又承蒙中国书法家协会原主席、著名书法家沈鹏先生题写书名，中国中医科学院首席研究员陈可冀院士与江苏省中医院夏桂成教授两位国医大师分别赐序勉励，令《龙砂医学丛书》增色很多，更是对我们的鼓励。在此一并表示衷心的感谢！

《孟子》有言："虽有智慧，不如乘势，虽有镃基，不如待时。"习近平强调："中医药学凝聚着深邃的哲学智慧和中华民族几千年的健康养生理念及其实践经验，是中国古代科学的瑰宝，也是打开中华文明宝库的钥匙。深入研究和科学总结中医药学对丰富世界医学事业、推进生命科学研究具有积极意义。"当前，中医药振兴发展迎来天时、地利、人和的大好时机，龙砂医学流派在中医药学的传承创新发展中负有特殊历史使命，我们将倍加努力，不忘初心，继续前行，把龙砂医学继承好、发展好、利用好，以更好地为人民群众健康服务！

由于学术水平有限，书稿整理中难免存在不足之处，希望专家、读者不吝赐教，以期日臻完善。

《龙砂医学丛书》编委会
无锡市龙砂医学流派研究所

校注说明

1. 全书文字繁体竖排，改为简体横排，加现代标点。

2. 因书改横排，原书表示前后文义的方位词"右"径改为"上"。

3. 底本中的异体字、古今字、通假字均改为现代通行字体，酌情出校。典故以及部分专业术语出注释之。对底本中字形属一般笔画之误，如属日、曰混淆，己、巳、已不分者，径改，不出注。

4. 底本若有衍字、脱字、讹字等，据校本加以改正，出校予以说明。底本无误，校本有误，一律不改，亦不出注。底本与校本文字互有出入，而文意皆通，或意可两存者，以底本为准，并出注。

5. 对难字、生僻字加以注音和解释。凡需注释的字词多次出现时，于首见处出注。

6. 药物名称按现代通用之法律正，如"山查"改为"山楂"，"硃砂"改为"朱砂"，"连乔"改为"连翘"，"铃羊"改为"羚羊角"，"牛旁子"改为"牛蒡子"，"射香"改为"麝香"，"瓜娄"改为瓜蒌，"川山甲"改为"穿山甲"，"兔丝子"改为"菟丝子"，等等，不出注。书中如术、芪等单字药名，为保留著作原貌，不作改动。对于有地方处方书写特色的药物名称，保留原貌，如"嫩双钩""上绵芪"，不便于理解者，出注予以说明。

7. 若底本中原有眉批者，加注置于相应位置。

8. 底本引用他书文献，多有删节及改动，故底本与他校本文字不同时，凡不失原意，皆不改动，以保存原书风貌；出入较大时，出注说明之；错讹者，改正之，并出注。

9. 原书中有重合内容者，为保持原貌，不予删减。校本有，底本无，存疑内容，无其他校本者，收于附录。

10. 对目录与正文标题不一致的，以正文标题为主，参考目录标题。对目录与正文顺序不一致的，以正文为准，重置目录顺序。对目录脱漏正文篇章的，在目录中补上。

11. 书中插图以原书插图重新绘制，有图注者，繁体改为简体，阅读顺序仍从右至左，不予改动。

12. 各分册中遇到的具体情况，在各册校后记中予以补充说明。

自　序

医家之读内难，犹士子之读五经。士子不读五经，无以知天人之理；医家不明内难，无以探阴阳之奥。医与儒分则二，而合则一也。夫所谓阴阳之奥者何？不外五运六气、五行生克之理。近之业医者，类皆谓运气不足凭，生克不必信，讲实验而废理想，甚至欲废五行辟运气，不几将岐黄之道湮没无存乎！仆也幼未读书，学识浅陋，仅于外科一门一知半解，而于逐年运气时时体验，确有可凭而可信者。爰将运气编辑浅明歌括，并摘录六元正纪，逐年胜复，邪正对化为之图说，大概以公诸同好，不敢谓有功于世，亦力挽狂澜，保存经训之愚意也。但期海内同道指我瑕疵，匡我不逮则幸甚！

中华民国五年岁次丙辰十月朔日

高思敬憩云氏序于半济医室之南窗下

目录

运气指掌

运气指掌

澄江高思敬憩云氏编述　　　　陈泽东
津门郑文彩霞轩氏校正　　　　谌耀斋　　　校阅
　　　　　　　　　　　　　　张羲人

　　要明五运六气，须知五行生克，干支化气，对化正化并主客气运。

　　夫主气主运每年一样，毫无变更，犹地方土著然。客气客运逐年更换，与往来过客无异。每年三百六十天，分二十四节，每节十五天，以四节六十天为一气。分初二三四五终。以木火相土金水为六气。初气自大寒节头一天起，至惊蛰末日止；二气自春分头一天起，至立夏末日止；三气自小满头一天起，至小暑末日止；四气自大暑头一天起，至白露末日止；五气自秋分头一天起，至立冬末日止；终气自小雪头一天起，至小寒末日止。五运以七十二天为一运，分木火土金水。亦自大寒头一天起，至春分十二天为初运终；自春分第十三天起，至芒种第九天为二运终；芒种第十天起，至处暑第六天为三运终；处暑第七天起，至立冬第三日为四运终；立冬第四日起，至小寒末日为五运终。此主气主运，周而复始，千古不移。

　　若客气客运，运以天干为主，其间分阴阳太少，甲丙戊庚壬为太为阳，乙丁己辛癸为阴为少，且分五音，宫商羽角徵。五行土金水木火。如甲己化土，其年初运从土起，土生金、金生水、水生木、木生火是为五运。乙庚化金从金起，丙辛化水从水起，丁壬化木从木起，戊癸化火从火起，客运如此。至客气以地支为主。子午为少阴君火，丑未为太阴湿土，寅申为少阳相火，卯酉为阳明燥金，辰戌为太阳寒水，巳亥为厥阴风木。厥阴名曰一阴，少阴名曰二阴，太阴名曰三阴，少阳名为一阳，阳明名为二阳，太阳名为三阳。假如子午年，少阴君火司天，阳明燥金在泉，以二阴配二阳也；卯酉年，阳明燥金司天，少阴君火在泉，以二阳合二阴也；丑未年，太阴湿土司天，太阳寒水在泉，以三阴配三阳也；辰戌年，太阳寒水司天，太阴湿土在泉，以三阳合三阴也；寅申年，少阳相火司天，厥阴风木在泉，以一阳配一阴也；巳亥年，厥阴风木司天，少阳相火在泉，以一阳合一阴也。至左右间气，均随地支为转移，如少阴司天，左间太阴，右间厥阴；太阴司天，左间少阳，右间少阴；少阳司天，左间阳明，右间太阴；阳明司天，左间太阳，右间少阳；太阳司天，左间厥阴，右间阳明；厥阴司天，左间少阴，右间太阳。且司天管上半年，在泉管下半年，在泉左右间气与司天同，司天在泉者，为一岁之主气，故曰纪岁。间气者为分主四时之气，故曰纪步。初气至三气，天气主之，胜之常也，故司天主前半岁；四气至终气，地气主之，复之常也，故在泉主后半岁。如上半岁木火胜，则下半岁金水复。胜即亢则害，复为承乃制，有胜则复，无复则否。又曰半身以上，天之分也，其气三，为胜气；身半以下，地之分也，其气三，为复气。天气三者，即司天及二间气也；地气三者，即在泉及二间气也。是三阴三阳六客气旋转于三阴三阳六主气上，轮流主司，周而复始，循环无端。其六气司治，天时民病，各有不同，惟少阳相火客气加临之位，独应温热，又曰时有常位气无必然，故每岁又当以客运中运参合之。客运者，即六客气之初气也，中运者，即天干之化气也。

又言六十年中，运气上下临御，则有相得不相得者，不可不辨。凡司天生中运者，谓之顺化。如癸巳癸亥木生火也，甲子甲午甲寅甲申火生土也，乙丑乙未土生金也，辛卯辛酉金生水也，壬辰壬戌水生木也；此十二年以上生下，故名顺化，为相得之岁，应和平。凡中运被天气克者，谓之天刑。如己巳己亥木克土也，辛丑辛未土克水也，戊辰戊戌水克火也，庚子庚午庚寅庚申火克金也，丁卯丁酉金克木也，此十二年以上克下，故名天刑，为不相得之岁，应灾害。凡中运生天气者，谓之小逆。如癸丑癸未火生土也，壬子壬午壬寅壬申木生火也，辛巳辛亥水生木也，庚辰庚戌金生水也，己卯己酉土生金也，此十二年以下生上，虽曰相生，以子居母上，故为小逆，应微病。凡中运克司天者，谓之不和，如乙巳乙亥金克木也，丙子丙午丙寅丙申水克火也，丁丑丁未木克土也，癸卯癸酉火克金也，甲辰甲戌土克水也，此十二年中运克天气，以下克上故名不和，应病甚。凡中运与司天之气相同者，谓之天符。如丁巳丁亥运气者皆木，戊子戊午戊寅戊申运气者皆火，己丑己未运气者皆土，乙卯乙酉运气皆金，丙辰丙戌运气皆水，此十二年运气相同，故名天符。凡中运临本之位者，谓之岁会。如木运临卯，丁卯年也，火运临午，戊午年也，金运临酉，乙酉年也，水运临子，丙子年也，又为四正。甲辰甲戌己丑己未乃土运临四季，又为四维，共八年。凡天符又值岁会，是天气、中运、岁支三位俱同，谓之太乙天符，又谓之三合。如己丑己未，中运之土与司天之土同气，又临土运丑未也，凡此虽曰同气，不无偏胜亢害之灾？以上皆《内经》论运气最为精要切于证治者也，其论南北二政，以甲己一运为南政，计十二年；以乙庚丙辛丁壬戊癸四运俱为北政，计四十八年。虽不关于证治，然司天在泉，两寸尺脉相应相反，以验死生等说，反复详辨，亦穷究其当然之理而已。

太宫甲子年 少阴君火司天 阳明燥金在泉

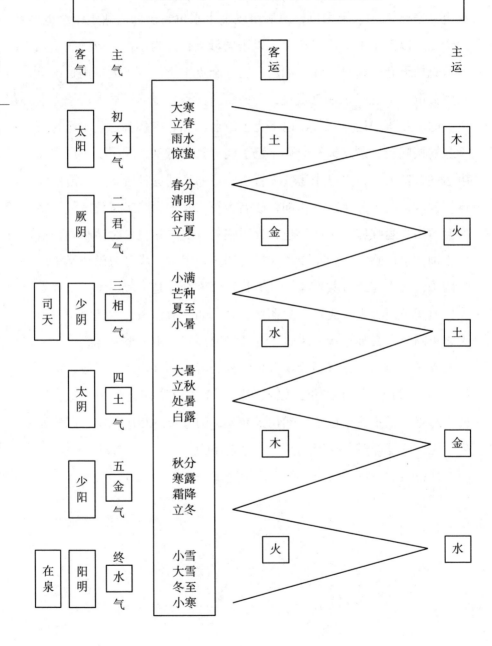

客气　主气　　　客运　　　　主运

太阳　初木气　　大寒立春雨水惊蛰　土　　木

厥阴　二君气　　春分清明谷雨立夏　金　　火

司天　少阴　三相气　小满芒种夏至小暑　水　　土

太阴　四土气　　大暑立秋处暑白露　木　　金

少阳　五金气　　秋分寒露霜降立冬　火　　水

在泉　阳明　终水气　小雪大雪冬至小寒

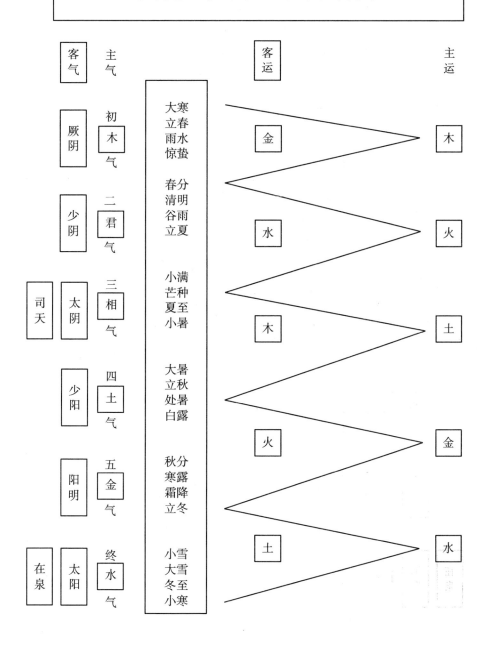

少商乙丑年 太阴湿土司天 太阳寒水在泉

太羽丙寅年 少阳相火司天 厥阴风木在泉

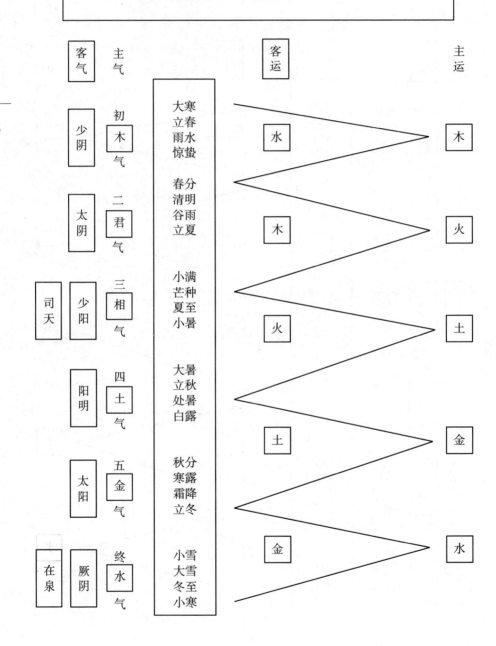

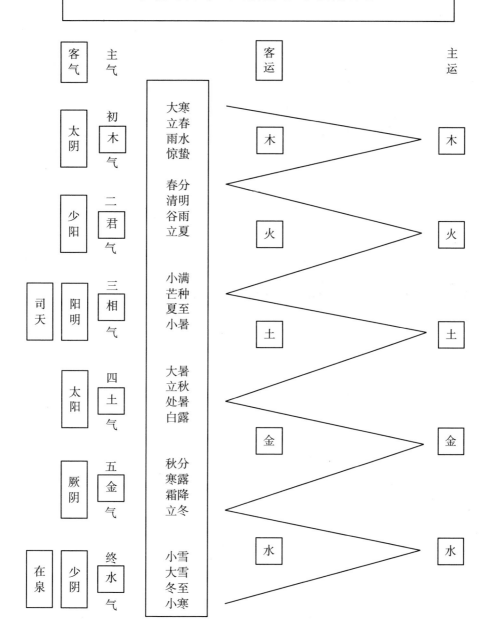

少角丁卯年　阳明燥金司天　少阴君火在泉

客气　主气

客运

主运

初木气　太阴

二君气　少阳

三相气　阳明　司天

四土气　太阳

五金气　厥阴

终水气　少阴　在泉

大寒
立春
雨水
惊蛰

春分
清明
谷雨
立夏

小满
芒种
夏至
小暑

大暑
立秋
处暑
白露

秋分
寒露
霜降
立冬

小雪
大雪
冬至
小寒

客运：木　火　土　金　水

主运：木　火　土　金　水

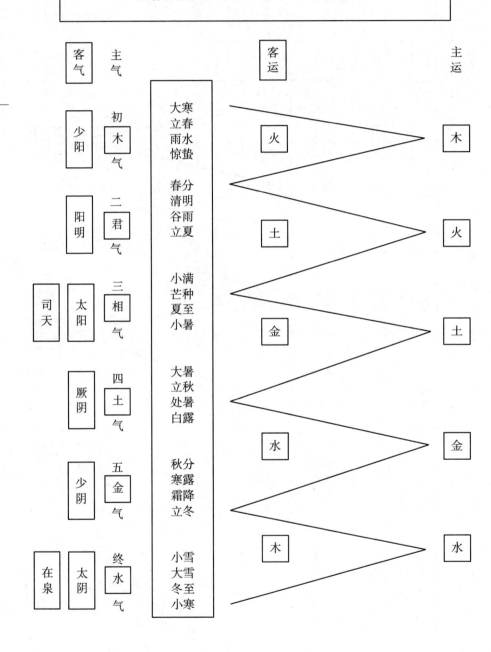

太徵戊辰年　太阳寒水司天　太阴湿土在泉

客气　主气

客运　　主运

少阳　初木气

阳明　二君气

司天　太阳　三相气

厥阴　四土气

少阴　五金气

在泉　太阴　终水气

大寒 立春 雨水 惊蛰

春分 清明 谷雨 立夏

小满 芒种 夏至 小暑

大暑 立秋 处暑 白露

秋分 寒露 霜降 立冬

小雪 大雪 冬至 小寒

火　　木

土　　火

金　　土

水　　金

木　　水

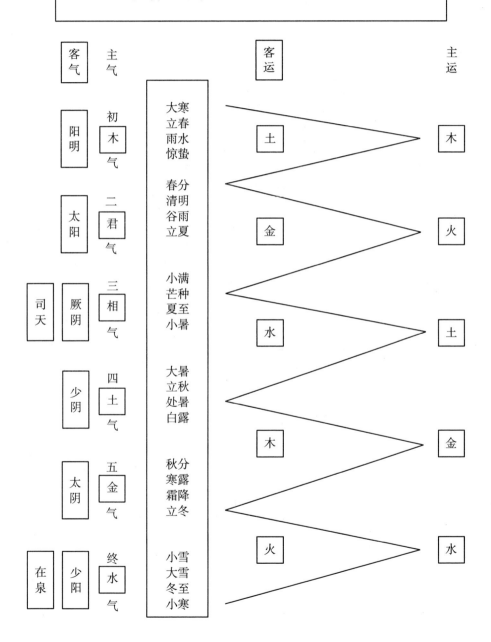

少宫己巳年　厥阴风木司天 少阳相火在泉

客气	主气		客运	主运
阳明	初 木 气	大寒 立春 雨水 惊蛰	土	木
太阳	二 君 气	春分 清明 谷雨 立夏	金	火
司天 厥阴	三 相 气	小满 芒种 夏至 小暑	水	土
少阴	四 土 气	大暑 立秋 处暑 白露	木	金
太阴	五 金 气	秋分 寒露 霜降 立冬		
在泉 少阳	终 水 气	小雪 大雪 冬至 小寒	火	水

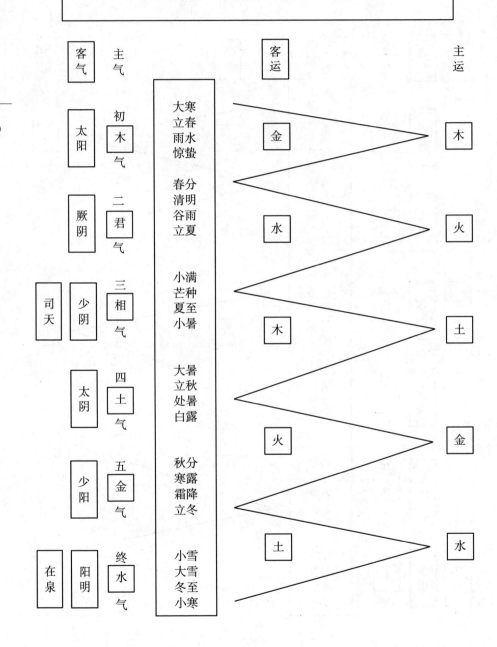

太商庚午年 少阴君火司天 阳明燥金在泉

客气　主气　　　　　　　客运　　　　　主运

太阳　初木气　大寒立春雨水惊蛰　金　　　木

厥阴　二君气　春分清明谷雨立夏　水　　　火

少阴（司天）　三相气　小满芒种夏至小暑　木　　　土

太阴　四土气　大暑立秋处暑白露　火　　　金

少阳　五金气　秋分寒露霜降立冬　土　　　水

阳明（在泉）　终水气　小雪大雪冬至小寒

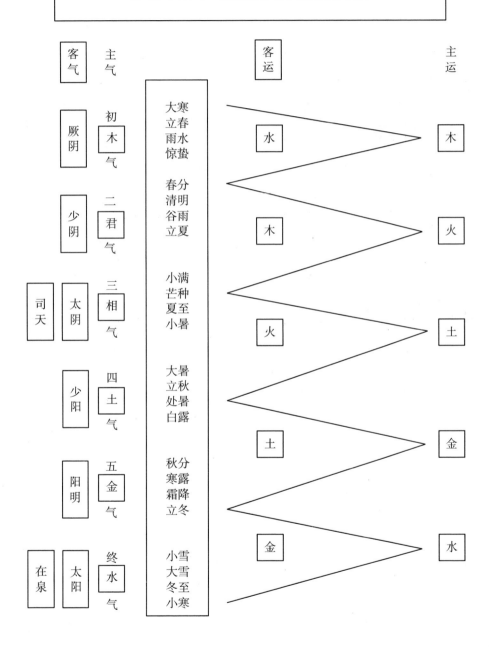

少羽辛未年　太阴湿土司天　太阳寒水在泉

客气	主气		客运		主运

大寒 立春 雨水 惊蛰
春分 清明 谷雨 立夏
小满 芒种 夏至 小暑
大暑 立秋 处暑 白露
秋分 寒露 霜降 立冬
小雪 大雪 冬至 小寒

厥阴　初 木 气　　水　　木

少阴　二 君 气　　木　　火

司天　太阴　三 相 气　　火　　土

少阳　四 土 气　　土　　金

阳明　五 金 气　　金　　水

在泉　太阳　终 水 气

太角壬申年 少阳相火司天 厥阴风木在泉

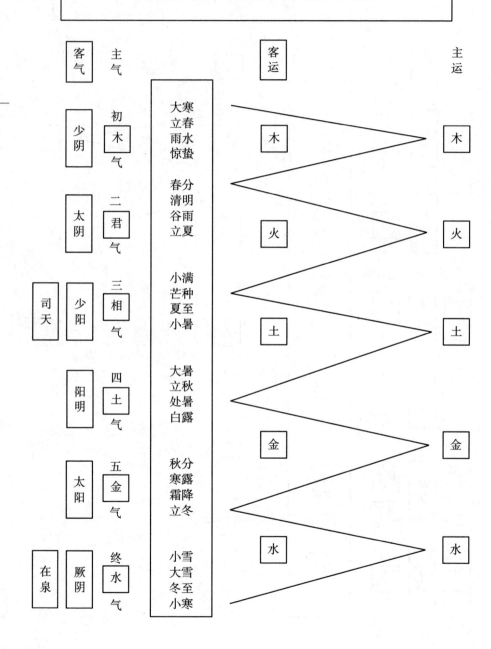

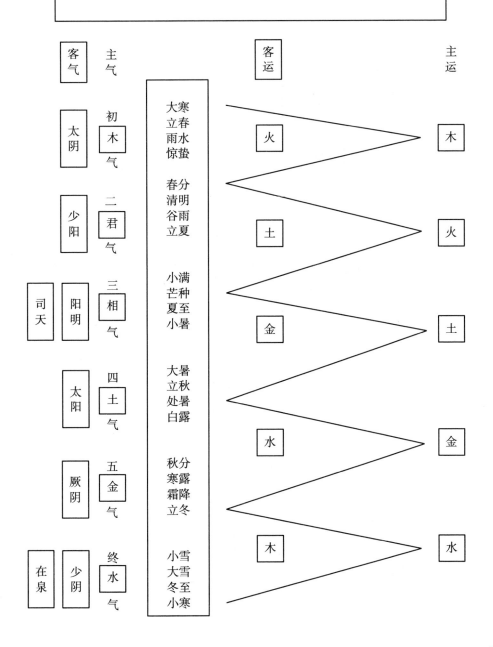

少徵癸酉年 阳明燥金司天 少阴君火在泉

客气　主气

客运　主运

太阴	初木气
少阳	二君气
阳明（司天）	三相气
太阳	四土气
厥阴	五金气
少阴（在泉）	终水气

大寒 立春 雨水 惊蛰

春分 清明 谷雨 立夏

小满 芒种 夏至 小暑

大暑 立秋 处暑 白露

秋分 寒露 霜降 立冬

小雪 大雪 冬至 小寒

客运：火　土　金　水　木

主运：木　火　土　金　水

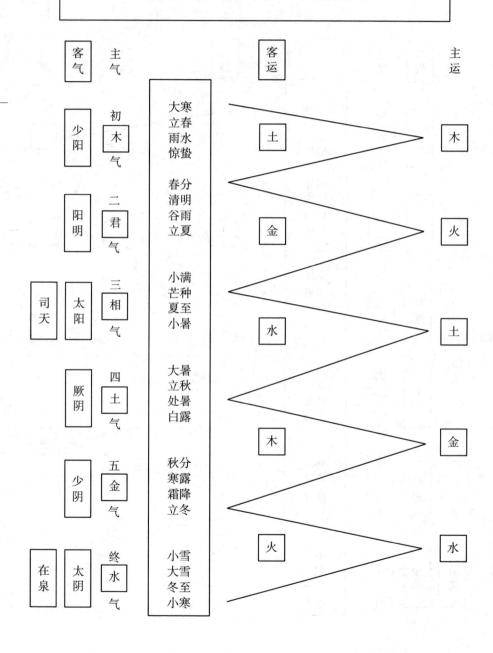

太宫甲戌年　太阳寒水司天　太阴湿土在泉

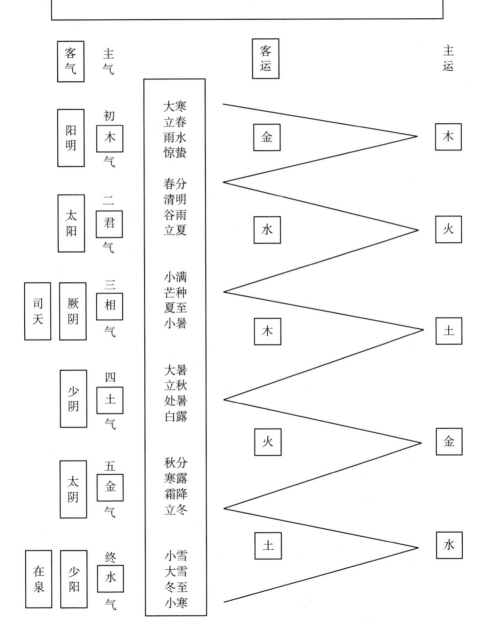

少商乙亥年 厥阴风木司天 少阳相火在泉

客气	主气		客运	主运
阳明	初 木 气	大寒 立春 雨水 惊蛰	金	木
太阳	二 君 气	春分 清明 谷雨 立夏	水	火
司天 厥阴	三 相 气	小满 芒种 夏至 小暑	木	土
少阴	四 土 气	大暑 立秋 处暑 白露	火	金
太阴	五 金 气	秋分 寒露 霜降 立冬	土	水
在泉 少阳	终 水 气	小雪 大雪 冬至 小寒		

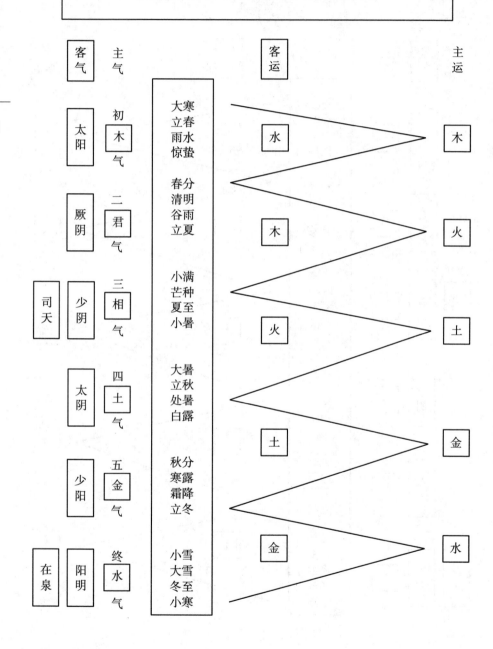

太羽丙子年 少阴君火司天 阳明燥金在泉

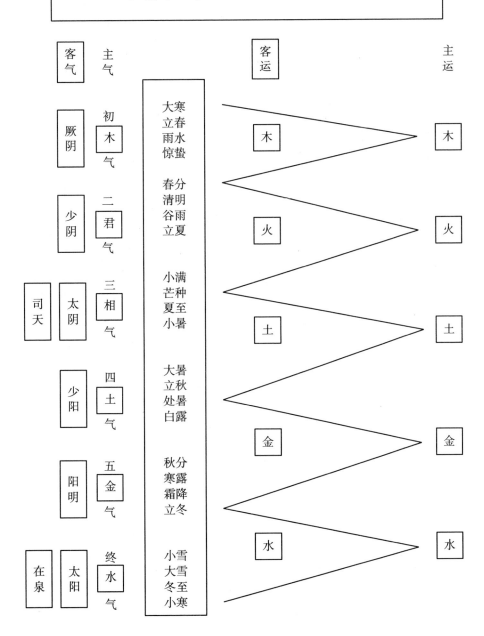

少角丁丑年 太阴湿土司天 太阳寒水在泉

客气　主气

客运　　　　　　　　　　　　　　　主运

厥阴　初木气　　大寒立春雨水惊蛰　木　　　　　　　木

少阴　二君气　　春分清明谷雨立夏　火　　　　　　　火

司天　太阴　三相气　　小满芒种夏至小暑　土　　　　　　　土

少阳　四土气　　大暑立秋处暑白露　金　　　　　　　金

阳明　五金气　　秋分寒露霜降立冬　水　　　　　　　水

在泉　太阳　终水气　　小雪大雪冬至小寒

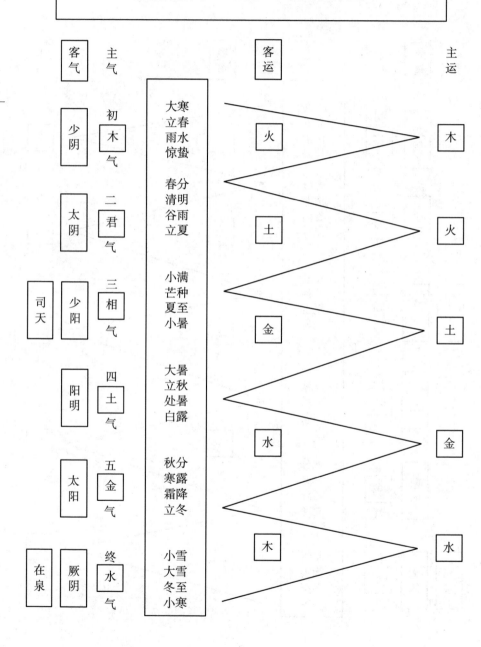

太徵戊寅年 少阳相火司天 厥阴风木在泉

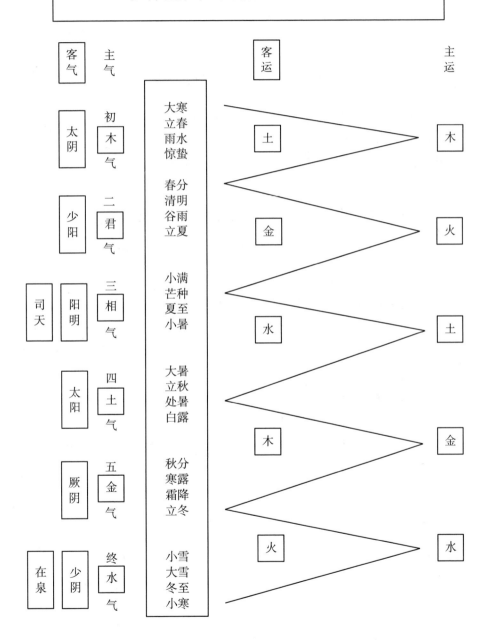

少宫己卯年 阳明燥金司天 少阴君火在泉

客气　主气

客运　主运

太阴	初 木 气
少阳	二 君 气
阳明	三 相 气
太阳	四 土 气
厥阴	五 金 气
少阴	终 水 气

司天：阳明
在泉：少阴

大寒
立春
雨水
惊蛰

春分
清明
谷雨
立夏

小满
芒种
夏至
小暑

大暑
立秋
处暑
白露

秋分
寒露
霜降
立冬

小雪
大雪
冬至
小寒

客运：土　金　水　木　火

主运：木　火　土　金　水

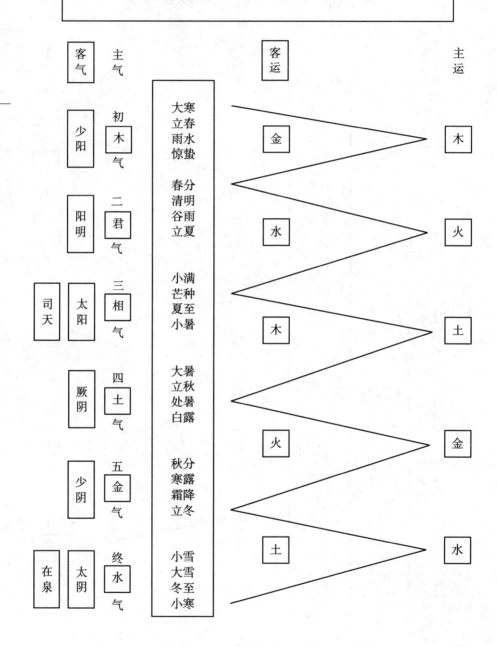

太商庚辰年　太阳寒水司天　太阴湿土在泉

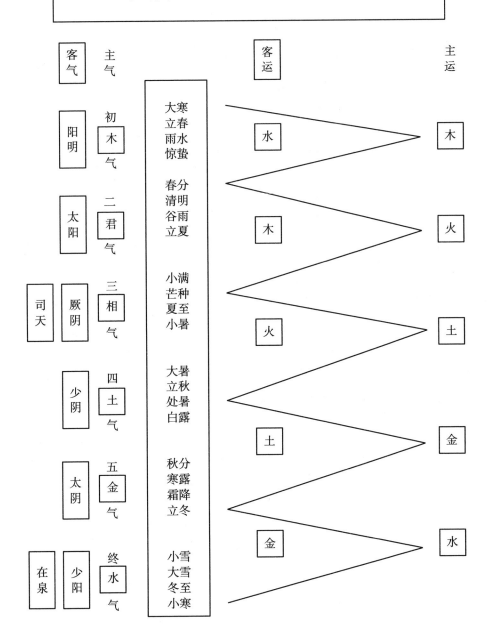

少羽辛巳年 厥阴风木司天 少阳相火在泉

客气 | 主气 | | 客运 | 主运

客气	主气	节气	客运	主运
阳明	初 木 气	大寒 立春 雨水 惊蛰	水	木
太阳	二 君 气	春分 清明 谷雨 立夏	木	火
司天 厥阴	三 相 气	小满 芒种 夏至 小暑	火	土
少阴	四 土 气	大暑 立秋 处暑 白露	土	金
太阴	五 金 气	秋分 寒露 霜降 立冬	金	水
在泉 少阳	终 水 气	小雪 大雪 冬至 小寒		

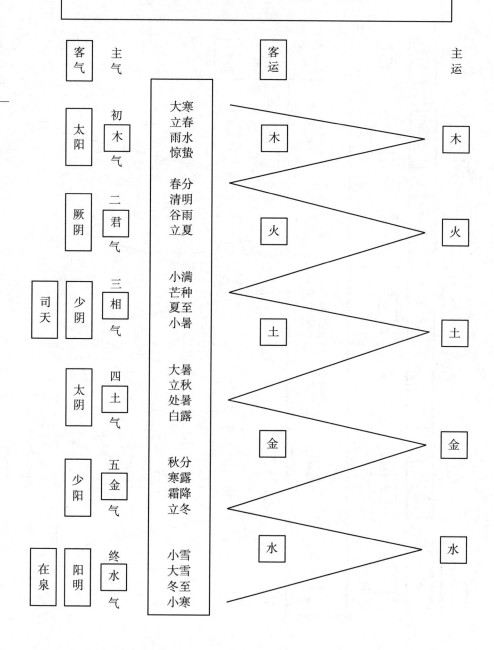

太角壬午年　少阴君火司天　阳明燥金在泉

客气　主气　　　　　　　客运　　　主运

太阳　初木气　大寒立春雨水惊蛰　木　　木

厥阴　二君气　春分清明谷雨立夏　火　　火

司天　少阴　三相气　小满芒种夏至小暑　土　　土

太阴　四土气　大暑立秋处暑白露　金　　金

少阳　五金气　秋分寒露霜降立冬　水　　水

在泉　阳明　终水气　小雪大雪冬至小寒

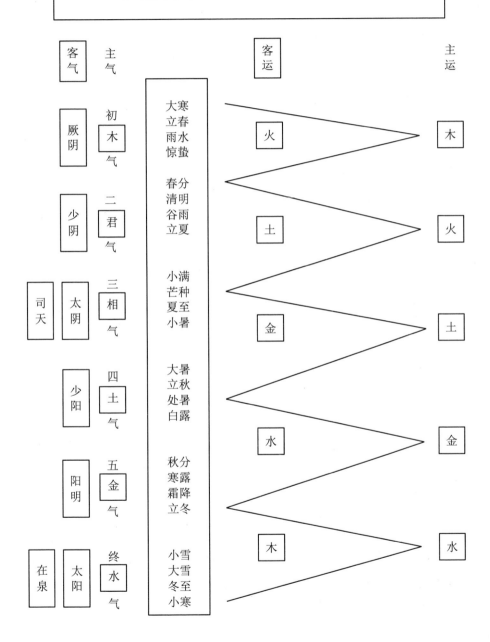

少徵癸未年　　太阴湿土司天　太阳寒水在泉

客气　主气　　　　　　　　　　客运　　　　　　主运

客气	主气		客运	主运
厥阴	初 木气	大寒 立春 雨水 惊蛰	火	木
少阴	二 君气	春分 清明 谷雨 立夏	土	火
司天 太阴	三 相气	小满 芒种 夏至 小暑	金	土
少阳	四 土气	大暑 立秋 处暑 白露	水	金
阳明	五 金气	秋分 寒露 霜降 立冬	木	水
在泉 太阳	终 水气	小雪 大雪 冬至 小寒		

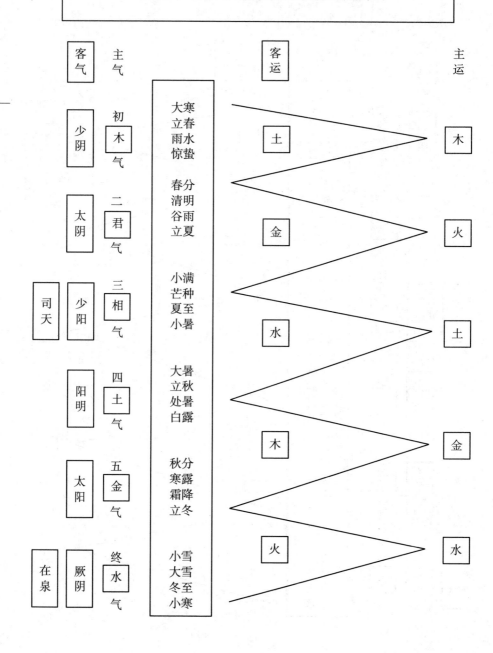

太宫甲申年 少阳相火司天 厥阴风木在泉

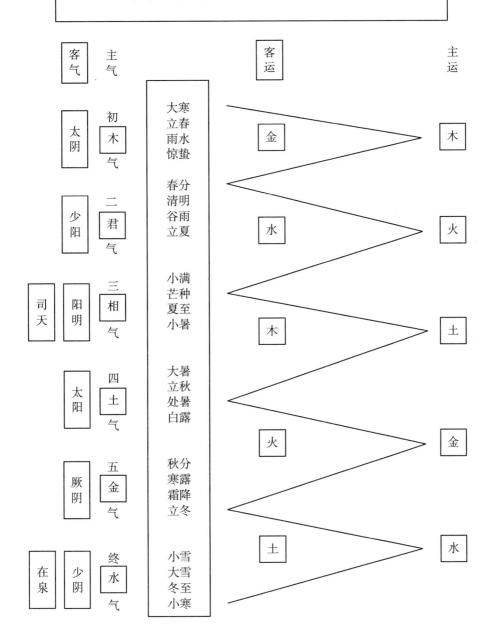

少商乙酉年　阳明燥金司天　少阴君火在泉

客气	主气		客运	主运
太阴	初 木 气	大寒 立春 雨水 惊蛰	金	木
少阳	二 君 气	春分 清明 谷雨 立夏	水	火
司天 阳明	三 相 气	小满 芒种 夏至 小暑	木	土
太阳	四 土 气	大暑 立秋 处暑 白露	火	金
厥阴	五 金 气	秋分 寒露 霜降 立冬	土	水
在泉 少阴	终 水 气	小雪 大雪 冬至 小寒		

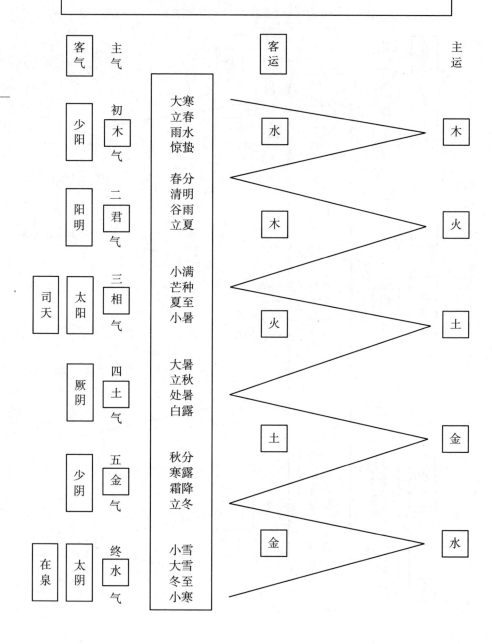

太羽丙戌年　太阳寒水司天　太阴湿土在泉

少角丁亥年　厥阴风木司天　少阳相火在泉

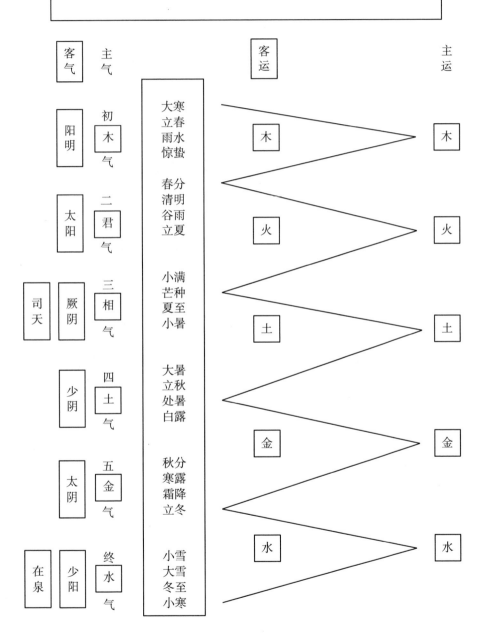

客气　主气

客运

主运

客气	主气	节气	客运	主运

阳明　初木气　大寒立春雨水惊蛰　木　木

太阳　二君气　春分清明谷雨立夏　火　火

司天　厥阴　三相气　小满芒种夏至小暑　土　土

少阴　四土气　大暑立秋处暑白露　金　金

太阴　五金气　秋分寒露霜降立冬　水

在泉　少阳　终水气　小雪大雪冬至小寒

运气指掌

027

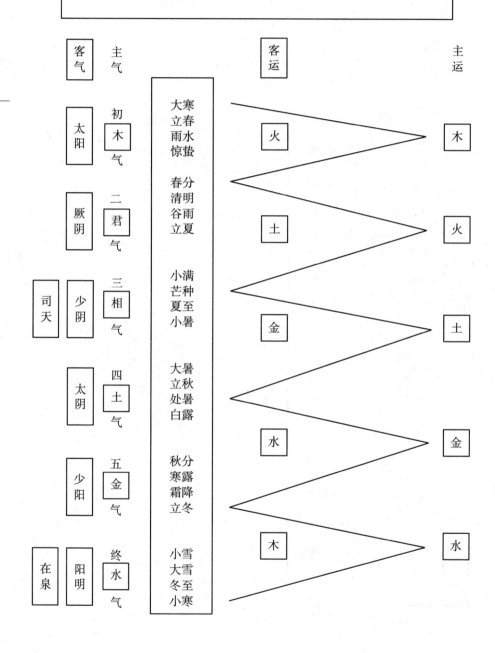

太徵戊子年　少阴君火司天　阳明燥金在泉

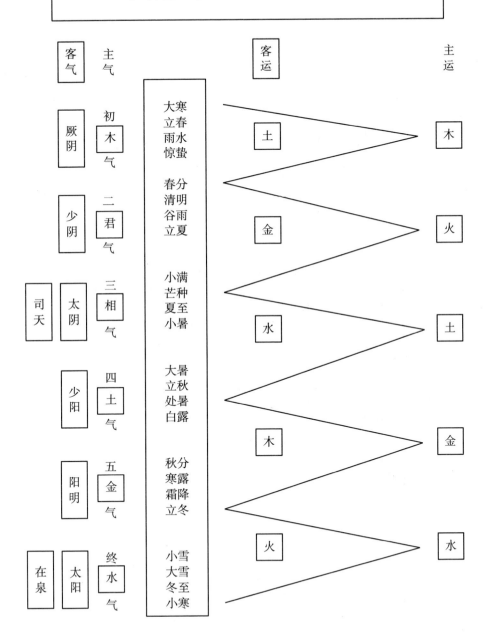

少宫已丑年 太阴湿土司天 太阳寒水在泉

客气	主气		客运		主运
厥阴	初木气	大寒 立春 雨水 惊蛰	土		木
少阴	二君气	春分 清明 谷雨 立夏	金		火
司天 太阴	三相气	小满 芒种 夏至 小暑	水		土
少阳	四土气	大暑 立秋 处暑 白露	木		金
阳明	五金气	秋分 寒露 霜降 立冬	火		水
在泉 太阳	终水气	小雪 大雪 冬至 小寒			

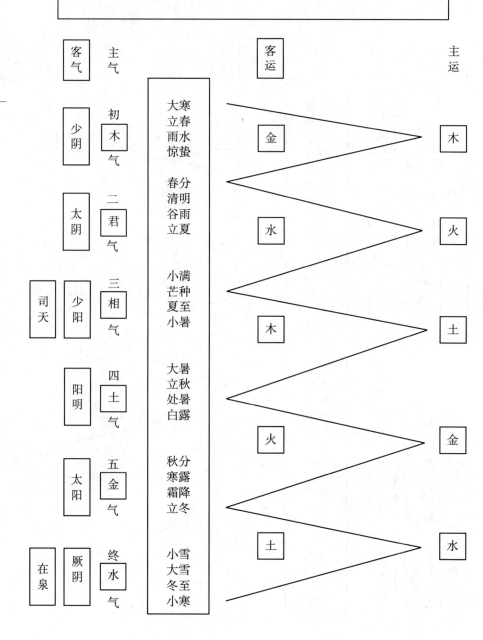

太商庚寅年 少阳相火司天 厥阴风木在泉

客气	主气			客运		主运
少阴	初 木气	大寒 立春 雨水 惊蛰		金		木
太阴	二 君气	春分 清明 谷雨 立夏		水		火
司天 少阳	三 相气	小满 芒种 夏至 小暑		木		土
阳明	四 土气	大暑 立秋 处暑 白露		火		金
太阳	五 金气	秋分 寒露 霜降 立冬		土		水
在泉 厥阴	终 水气	小雪 大雪 冬至 小寒				

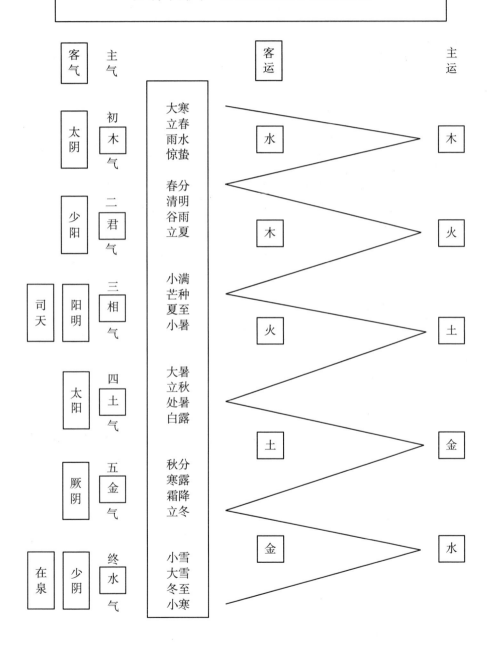

少羽辛卯年 阳明燥金司天 少阴君火在泉

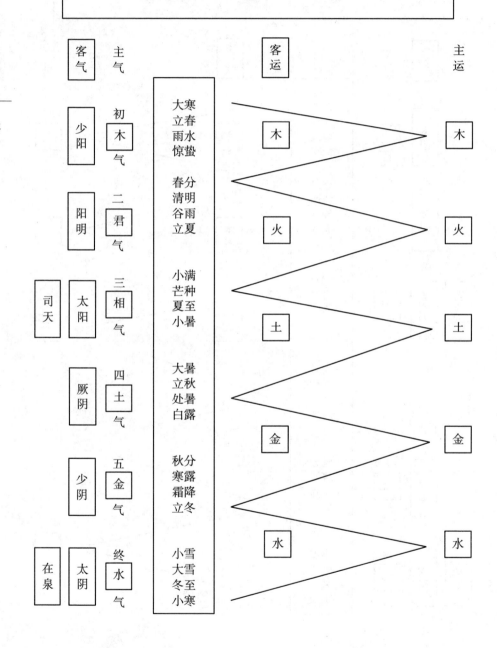

太角壬辰年 太阳寒水司天 太阴湿土在泉

客气 主气

客运 主运

初木气 少阳
二君气 阳明
三相气 太阳 司天
四土气 厥阴
五金气 少阴
终水气 太阴 在泉

大寒 立春 雨水 惊蛰
春分 清明 谷雨 立夏
小满 芒种 夏至 小暑
大暑 立秋 处暑 白露
秋分 寒露 霜降 立冬
小雪 大雪 冬至 小寒

客运：木 火 土 金 水
主运：木 火 土 金 水

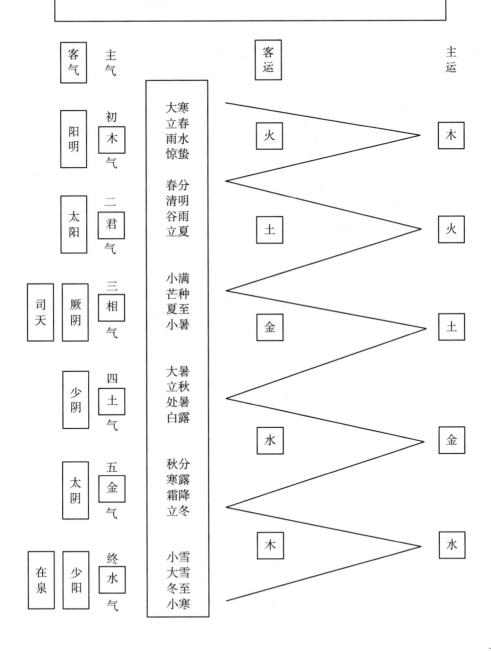

少徵癸巳年 厥阴风木司天 少阳相火在泉

客气　主气

客运　　主运

客气	主气		客运		主运

阳明　初木气　　　　大寒立春雨水惊蛰　　火　　　　　木

太阳　二君气　　　　春分清明谷雨立夏　　土　　　　　火

司天 厥阴 三相气　　小满芒种夏至小暑　　金　　　　　土

少阴　四土气　　　　大暑立秋处暑白露　　水　　　　　金

太阴　五金气　　　　秋分寒露霜降立冬　　　　　　　　水

在泉 少阳 终水气　　小雪大雪冬至小寒　　木

太官甲午年　少阴君火司天　阳明燥金在泉

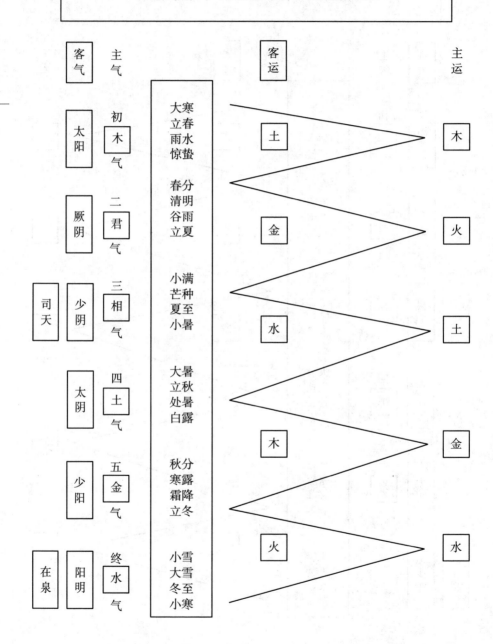

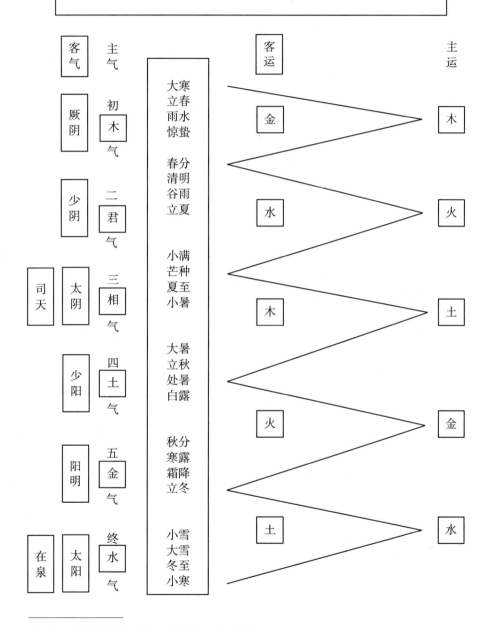

少商乙未年 太阴湿土司天 太阳寒水①在泉

客气　主气

客运　主运

客　主
气　气

厥阴　初木气

少阴　二君气

司天　太阴　三相气

少阳　四土气

阳明　五金气

在泉　太阳　终水气

大寒
立春
雨水
惊蛰

春分
清明
谷雨
立夏

小满
芒种
夏至
小暑

大暑
立秋
处暑
白露

秋分
寒露
霜降
立冬

小雪
大雪
冬至
小寒

客运
金
水
木
火
土

主运
木
火
土
金
水

① 水，原作"火"，底本、校本同，据文义改。

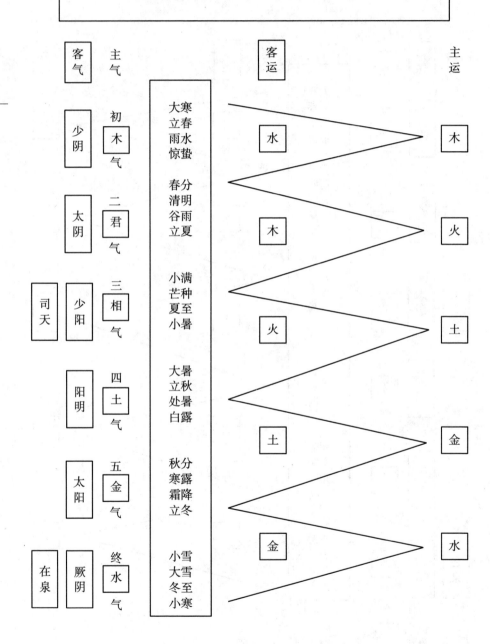

太羽丙申年 少阳相火司天 厥阴风木在泉

客气	主气		客运	主运
少阴	初木气	大寒 立春 雨水 惊蛰	水	木
太阴	二君气	春分 清明 谷雨 立夏	木	火
少阳（司天）	三相气	小满 芒种 夏至 小暑	火	土
阳明	四土气	大暑 立秋 处暑 白露	土	金
太阳	五金气	秋分 寒露 霜降 立冬	金	水
厥阴（在泉）	终水气	小雪 大雪 冬至 小寒		

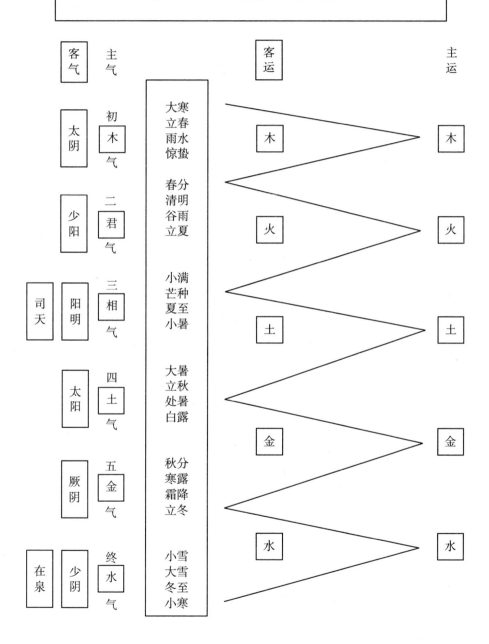

少角丁酉年 阳明燥金司天 少阴君火在泉

客气　主气

| 客运 | 主运 |

太阴　初木气　大寒立春雨水惊蛰　木　木

少阳　二君气　春分清明谷雨立夏　火　火

司天　阳明　三相气　小满芒种夏至小暑　土　土

太阳　四土气　大暑立秋处暑白露　金　金

厥阴　五金气　秋分寒露霜降立冬　水　水

在泉　少阴　终水气　小雪大雪冬至小寒

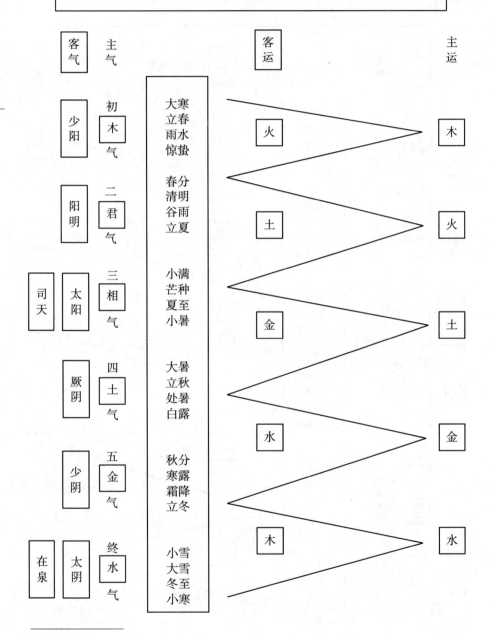

太徵戊戌年 太阳寒水①司天 太阴湿土在泉

客气　主气　　　　　客运　　　　　主运

初木气　少阳　　大寒 立春 雨水 惊蛰　火　　木

二君气　阳明　　春分 清明 谷雨 立夏　土　　火

三相气　太阳　司天　小满 芒种 夏至 小暑　金　　土

四土气　厥阴　　大暑 立秋 处暑 白露　水　　金

五金气　少阴　　秋分 寒露 霜降 立冬　木　　水

终水气　太阴　在泉　小雪 大雪 冬至 小寒

① 水，原作"火"，底本、校本同，据文义改。

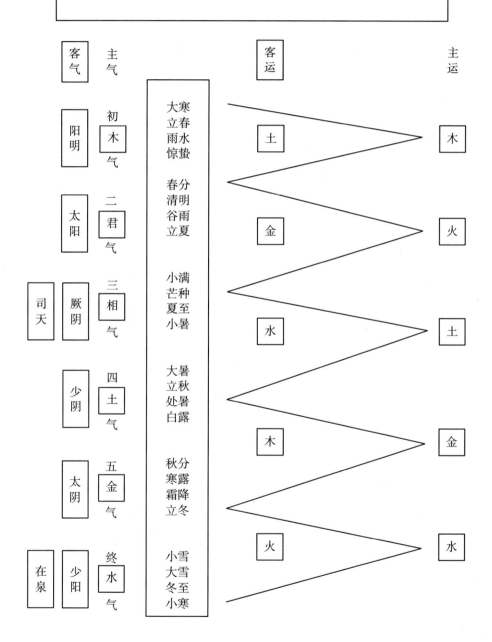

少官己亥年 厥阴风木司天 少阳相火在泉

客气　主气

初　木气
阳明

二　君气
太阳

三　相气
司天　厥阴

四　土气
少阴

五　金气
太阴

终　水气
在泉　少阳

大寒
立春
雨水
惊蛰

春分
清明
谷雨
立夏

小满
芒种
夏至
小暑

大暑
立秋
处暑
白露

秋分
寒露
霜降
立冬

小雪
大雪
冬至
小寒

客运　主运

土　　木

金　　火

水　　土

木　　金

火　　水

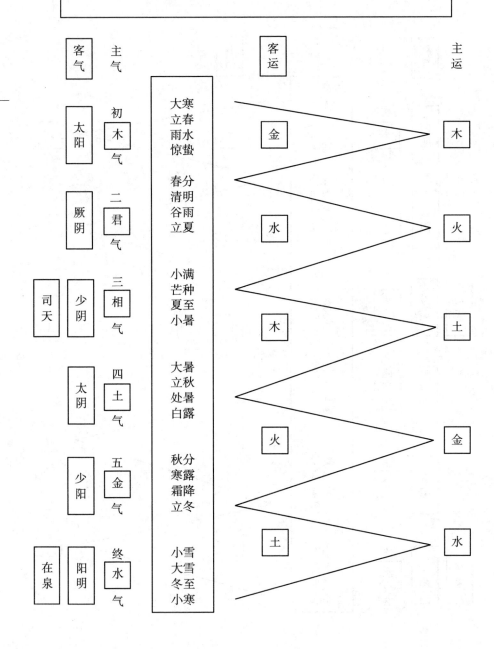

太商庚子年　少阴君火司天　阳明燥金在泉

客气　主气　　客运　　主运

| 客气 | 主气 | | 客运 | | 主运 |

太阳　初木气　大寒立春雨水惊蛰　金　　木

厥阴　二君气　春分清明谷雨立夏　水　　火

司天　少阴　三相气　小满芒种夏至小暑　木　　土

太阴　四土气　大暑立秋处暑白露　火　　金

少阳　五金气　秋分寒露霜降立冬　土　　金

在泉　阳明　终水气　小雪大雪冬至小寒　土　　水

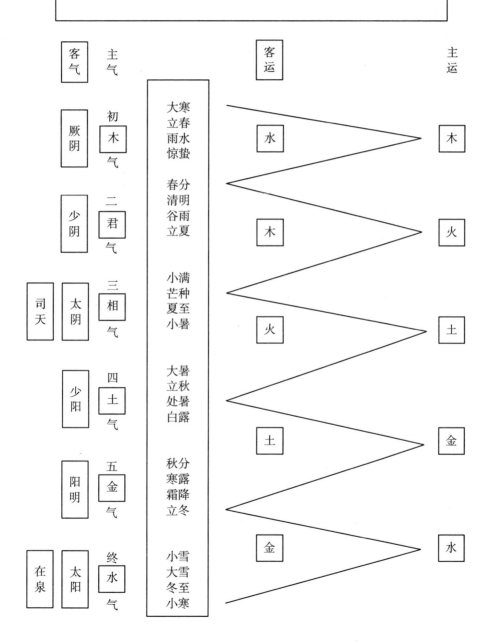

少羽辛丑年 太阴湿土司天 太阳寒水在泉

客气　主气

客运

主运

客气　主气

初
厥阴　木
气

二
少阴　君
气

三
司天　太阴　相
气

四
少阳　土
气

五
阳明　金
气

终
在泉　太阳　水
气

大寒
立春
雨水
惊蛰

春分
清明
谷雨
立夏

小满
芒种
夏至
小暑

大暑
立秋
处暑
白露

秋分
寒露
霜降
立冬

小雪
大雪
冬至
小寒

水

木

火

土

金

木

火

土

金

水

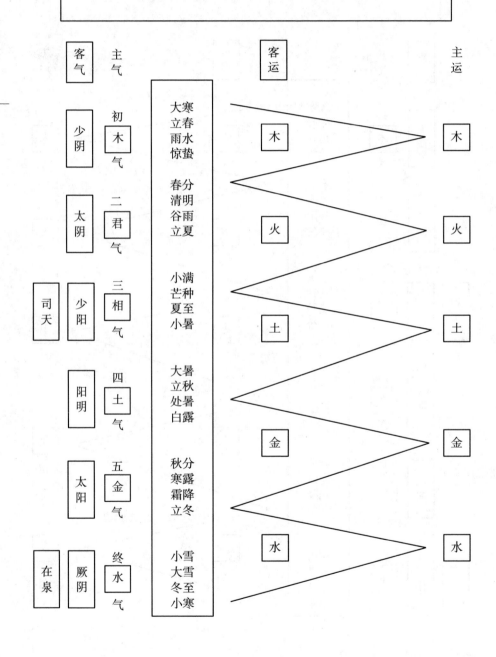

太角壬寅年　少阳相火司天　厥阴风木在泉

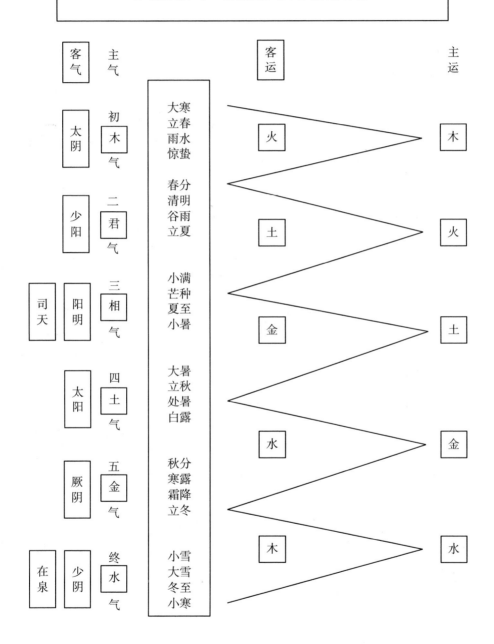

少徵癸卯年 阳明燥金司天 少阴君火在泉

太宫甲辰年 太阳寒水司天 太阴湿土在泉

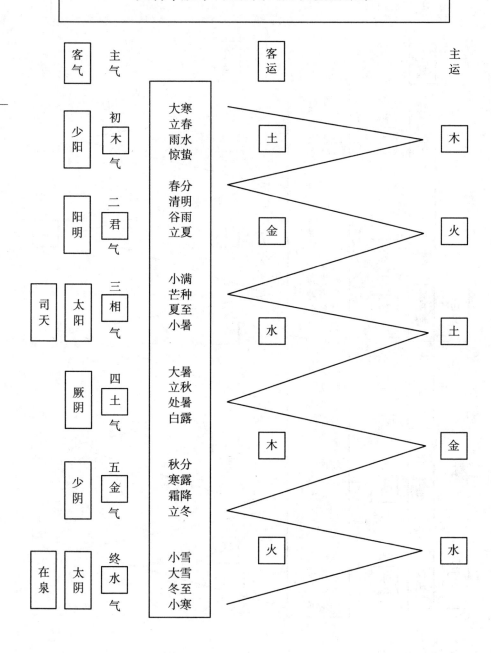

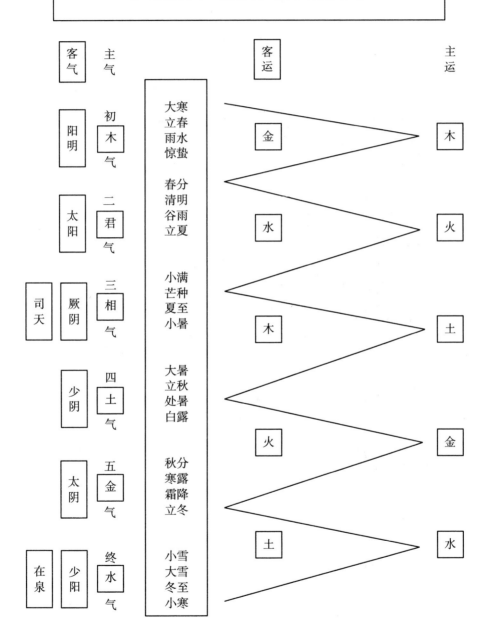

少商乙巳年 厥阴风木司天 少阳相火在泉

客气　主气

客运　主运

| 客气 | 主气 | | 客运 | | 主运 |

大寒 立春 雨水 惊蛰
春分 清明 谷雨 立夏
小满 芒种 夏至 小暑
大暑 立秋 处暑 白露
秋分 寒露 霜降 立冬
小雪 大雪 冬至 小寒

阳明　初木气
太阳　二君气
司天　厥阴　三相气
少阴　四土气
太阴　五金气
在泉　少阳　终水气

金　水　木　火　土

木　火　土　金　水

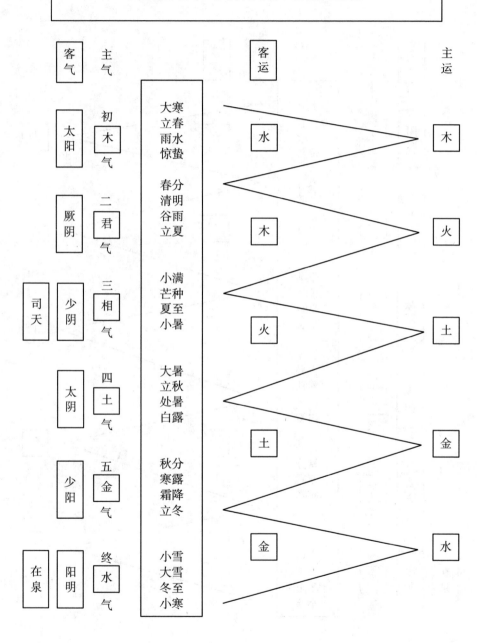

太羽丙午年　少阴君火司天　阳明燥金在泉

客气	主气		客运	主运
太阳	初木气	大寒 立春 雨水 惊蛰	水	木
厥阴	二君气	春分 清明 谷雨 立夏	木	火
少阴（司天）	三相气	小满 芒种 夏至 小暑	火	土
太阴	四土气	大暑 立秋 处暑 白露	土	金
少阳	五金气	秋分 寒露 霜降 立冬	金	水
阳明（在泉）	终水气	小雪 大雪 冬至 小寒		

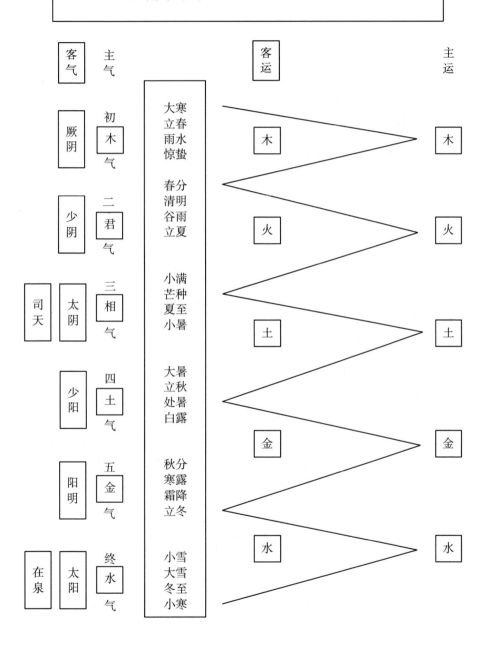

少角丁未年 太阴湿土司天 太阳寒水在泉

客气　主气　　　客运　　　　　主运

初　　　　　　大寒　　　　木　　木
厥阴　木　　　立春
　　　气　　　雨水
　　　　　　　惊蛰

二　　　　　　春分　　　　火　　火
少阴　君　　　清明
　　　气　　　谷雨
　　　　　　　立夏

三　　　　　　小满　　　　土　　土
司天　太阴　相　芒种
　　　气　　　夏至
　　　　　　　小暑

四　　　　　　大暑　　　　金　　金
少阳　土　　　立秋
　　　气　　　处暑
　　　　　　　白露

五　　　　　　秋分　　　　水　　金
阳明　金　　　寒露
　　　气　　　霜降
　　　　　　　立冬

终　　　　　　小雪　　　　　　　水
在泉　太阳　水　大雪
　　　气　　　冬至
　　　　　　　小寒

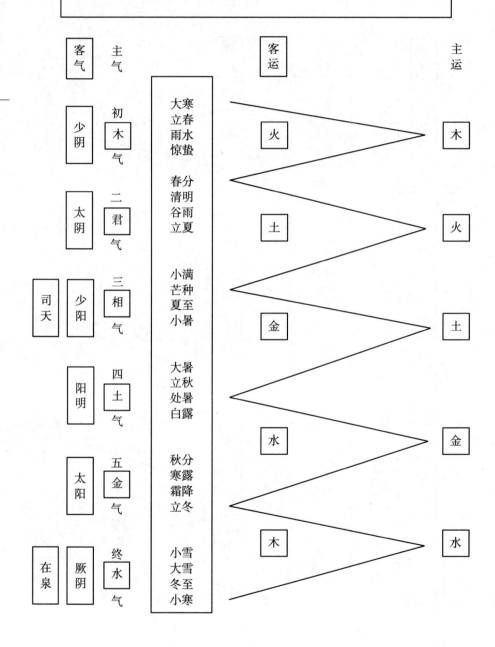

太徵戊申年　少阳相火司天　厥阴风木在泉

客气	主气		客运	主运
少阴	初 木 气	大寒 立春 雨水 惊蛰	火	木
太阴	二 君 气	春分 清明 谷雨 立夏	土	火
少阳（司天）	三 相 气	小满 芒种 夏至 小暑	金	土
阳明	四 土 气	大暑 立秋 处暑 白露	水	金
太阳	五 金 气	秋分 寒露 霜降 立冬	木	水
厥阴（在泉）	终 水 气	小雪 大雪 冬至 小寒		

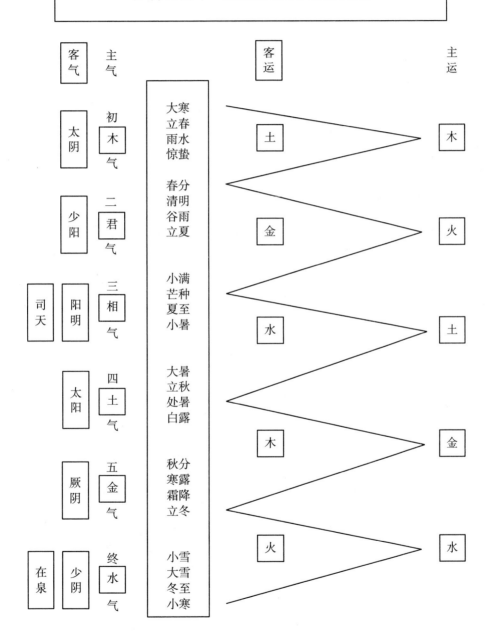

少宫己酉年 阳明燥金司天 少阴君火在泉

客气　主气

客运　主运

| 客气 | 主气 | | 客运 | 主运 |

太阴　初木气

大寒立春雨水惊蛰

土　木

少阳　二君气

春分清明谷雨立夏

金　火

司天　阳明　三相气

小满芒种夏至小暑

水　土

太阳　四土气

大暑立秋处暑白露

木　金

厥阴　五金气

秋分寒露霜降立冬

火　水

在泉　少阴　终水气

小雪大雪冬至小寒

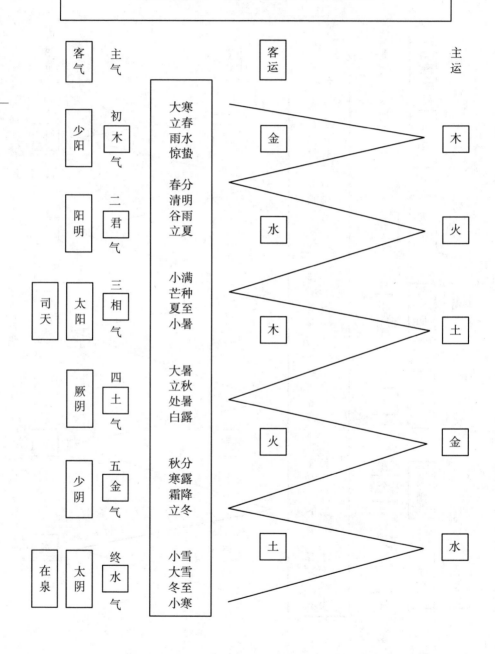

太商庚戌年　太阳寒水司天　太阴湿土在泉

客气	主气		客运	主运
少阳	初 木 气	大寒 立春 雨水 惊蛰	金	木
阳明	二 君 气	春分 清明 谷雨 立夏	水	火
司天 太阳	三 相 气	小满 芒种 夏至 小暑	木	土
厥阴	四 土 气	大暑 立秋 处暑 白露	火	金
少阴	五 金 气	秋分 寒露 霜降 立冬	土	水
在泉 太阴	终 水 气	小雪 大雪 冬至 小寒		

少羽辛亥年 厥阴风木司天 少阳相火在泉

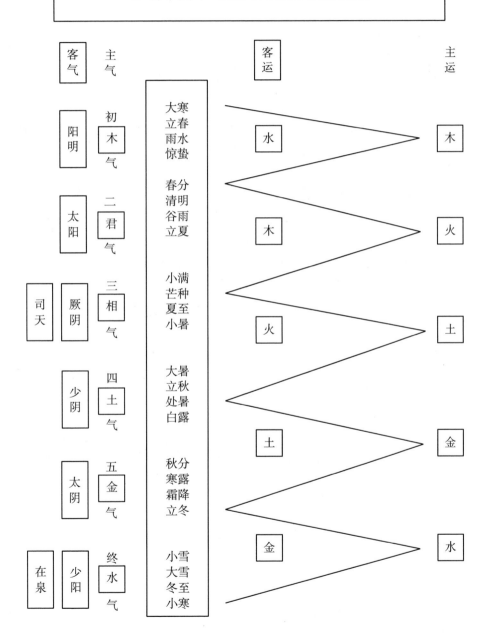

客气　主气　　　　客运　　　　主运

客气	主气		客运	主运

阳明　初木气　　大寒 立春 雨水 惊蛰　水　木

太阳　二君气　　春分 清明 谷雨 立夏　木　火

司天 厥阴　三相气　　小满 芒种 夏至 小暑　火　土

少阴　四土气　　大暑 立秋 处暑 白露　土　金

太阴　五金气　　秋分 寒露 霜降 立冬　金　水

在泉 少阳　终水气　　小雪 大雪 冬至 小寒

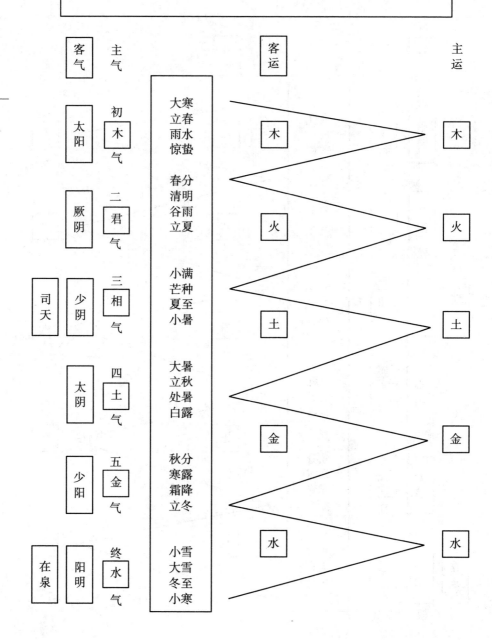

太角壬子年　少阴君火司天　阳明燥金在泉

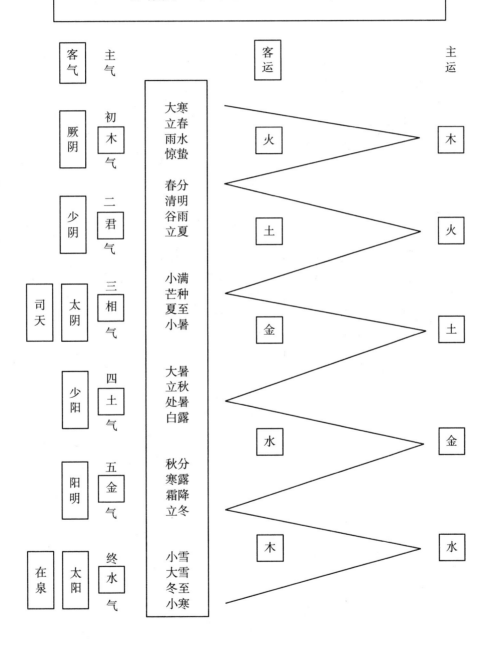

少徵癸丑年　太阴湿土司天 太阳寒水在泉

客气　主气　　　　　客运　　　　　主运

| 客气 | 主气 | 节气 | 客运 | 主运 |

厥阴　初木气　　大寒立春雨水惊蛰　火　　木

少阴　二君气　　春分清明谷雨立夏　土　　火

司天 太阴　三相气　　小满芒种夏至小暑　金　　土

少阳　四土气　　大暑立秋处暑白露　水　　金

阳明　五金气　　秋分寒露霜降立冬　木　　金

在泉 太阳　终水气　　小雪大雪冬至小寒

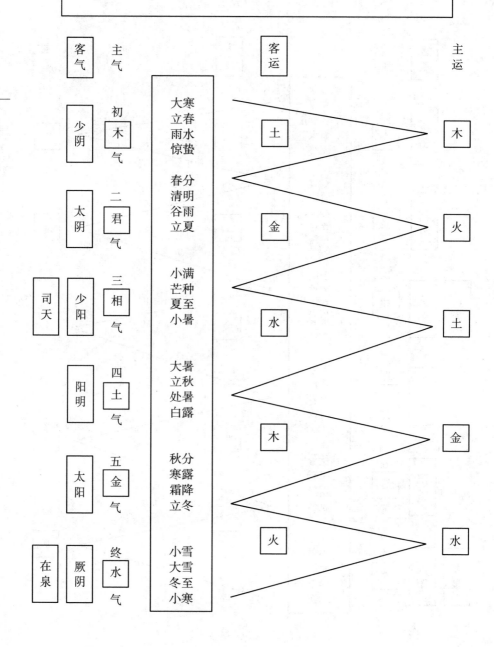

太宫甲寅年　少阳相火司天　厥阴风木在泉

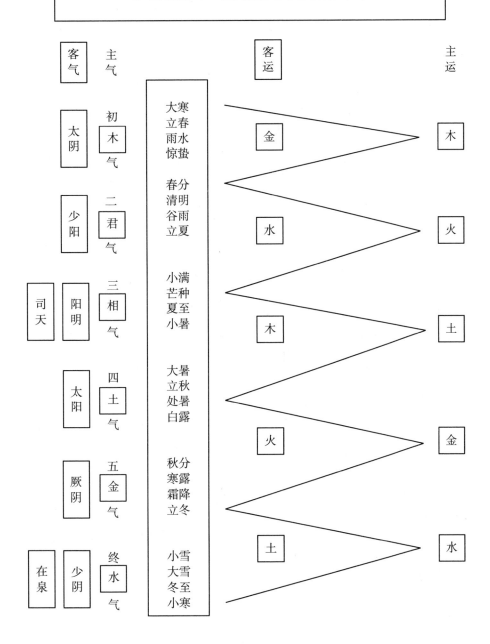

少商乙卯年 阳明燥金司天 少阴君火在泉

客气　主气　　客运　　主运

太阴	初木气	大寒立春雨水惊蛰	金	木
少阳	二君气	春分清明谷雨立夏	水	火
阳明（司天）	三相气	小满芒种夏至小暑	木	土
太阳	四土气	大暑立秋处暑白露	火	金
厥阴	五金气	秋分寒露霜降立冬	土	水
少阴（在泉）	终水气	小雪大雪冬至小寒		

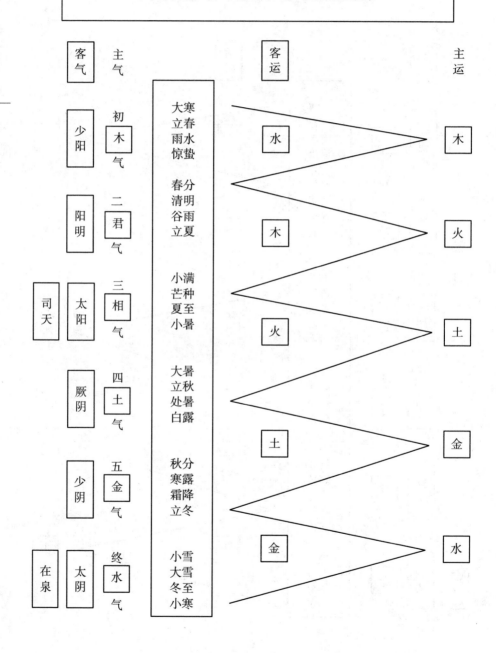

太羽丙辰年　太阳寒水司天　太阴湿土在泉

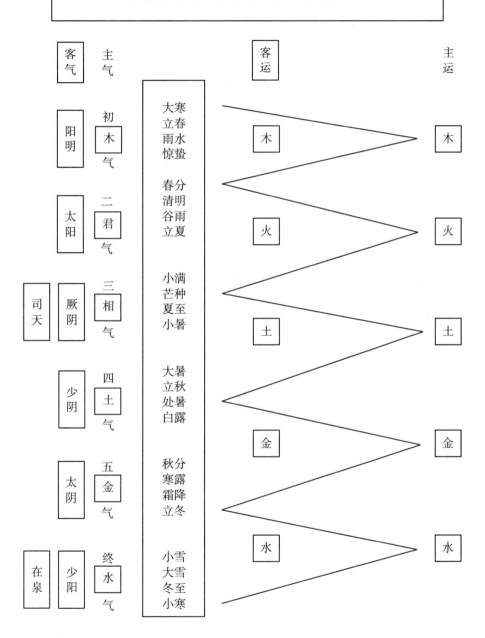

少角丁巳年 厥阴风木司天 少阳相火在泉

客气 | 主气 | | 客运 | 主运
阳明 | 初 木 气
太阳 | 二 君 气
司天 | 厥阴 | 三 相 气
少阴 | 四 土 气
太阴 | 五 金 气
在泉 | 少阳 | 终 水 气

大寒 立春 雨水 惊蛰

春分 清明 谷雨 立夏

小满 芒种 夏至 小暑

大暑 立秋 处暑 白露

秋分 寒露 霜降 立冬

小雪 大雪 冬至 小寒

木 火 土 金 水

木 火 土 金 水

运气指掌

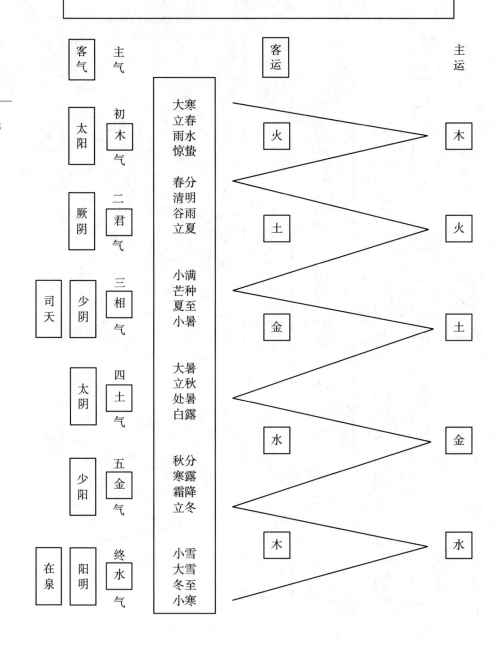

太徵戊午年　少阴君火司天　阳明燥金在泉

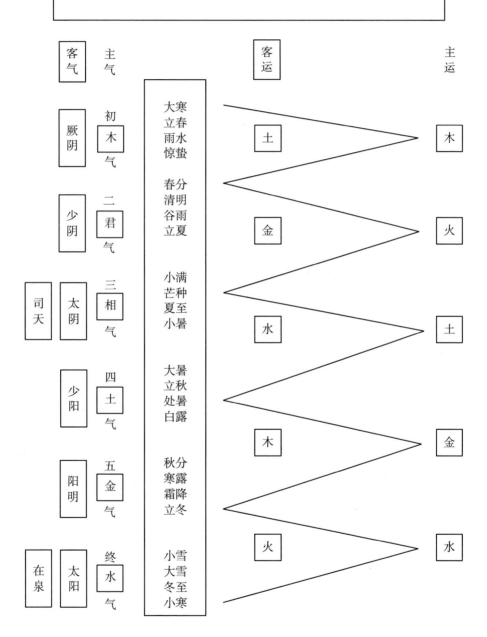

少宫己未年 太阴湿土司天 太阳寒水在泉

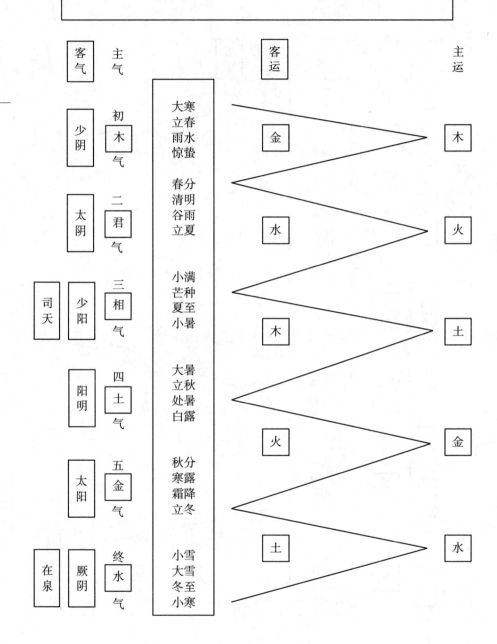

太商庚申年　少阳相火司天　厥阴风木在泉

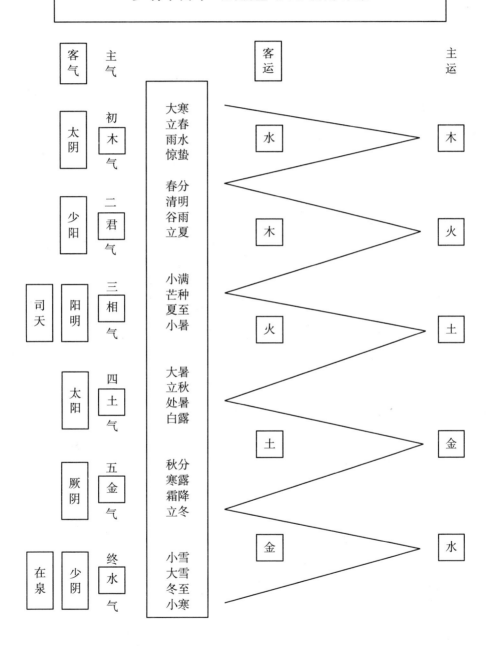

少羽辛酉年　阳明燥金司天 少阴君火在泉

客气　主气　　　　　客运　　　　　　主运

太阴	初木气	大寒立春雨水惊蛰	水	木
少阳	二君气	春分清明谷雨立夏	木	火
司天 阳明	三相气	小满芒种夏至小暑	火	土
太阳	四土气	大暑立秋处暑白露	土	金
厥阴	五金气	秋分寒露霜降立冬	金	水
在泉 少阴	终水气	小雪大雪冬至小寒		

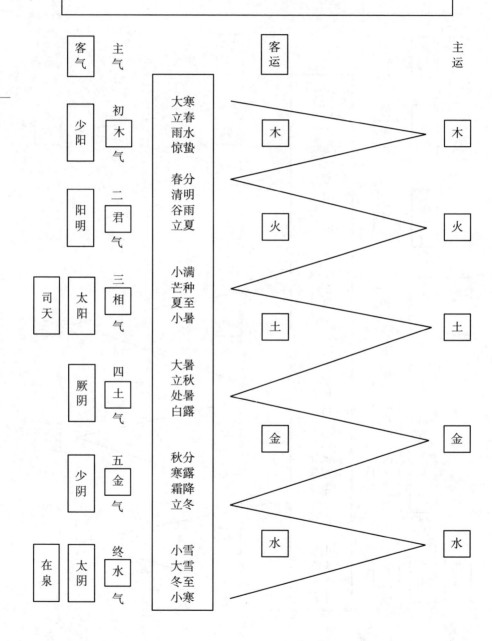

太角壬戌年　太阳寒水司天　太阴湿土在泉

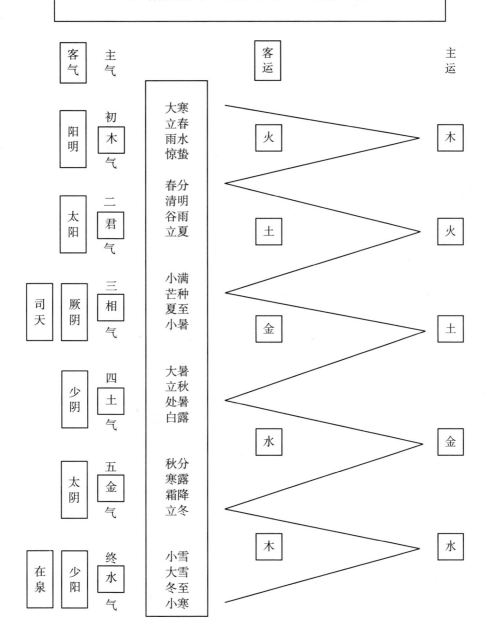

少徵癸亥年 厥阴风木司天 少阳相火在泉

客气	主气		客运	主运
阳明	初 木 气	大寒 立春 雨水 惊蛰	火	木
太阳	二 君 气	春分 清明 谷雨 立夏	土	火
司天 厥阴	三 相 气	小满 芒种 夏至 小暑	金	土
少阴	四 土 气	大暑 立秋 处暑 白露	水	金
太阴	五 金 气	秋分 寒露 霜降 立冬	木	水
在泉 少阳	终 水 气	小雪 大雪 冬至 小寒		

五　行

木　火　土　金　水

五　音

角　徵　宫　商　羽

五行相生

水生木　木生火　火生土　土生金　金生水

五行相克

木克土　土克水　水克火　火克金　金克木

一年二十四节

立春雨水正月节　　　惊蛰春分二月节

清明谷雨三月节　　　立夏小满四月节

芒种夏至五月节　　　小暑大暑六月节

立秋处暑七月节　　　白露秋分八月节

寒露霜降九月节　　　立冬小雪十月节

大雪冬至十一月节　　小寒大寒十二月节

天干化气图

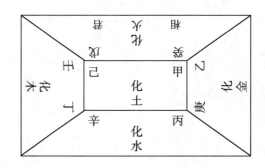

天干化气歌

甲己化土乙庚金　　丙辛丁壬水木分

戊癸化火判君相　　相火用事君火尊

地支化气图歌

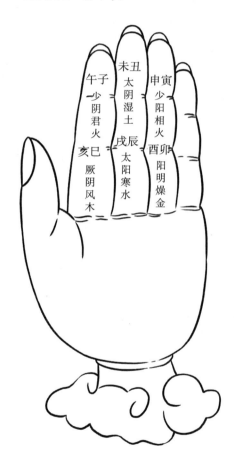

辰戌太阳为寒水　　少阳相火寅申是　　子午君火少阴阴

厥阴风木巳亥临　　卯酉阳明系燥金　　丑未湿土太阴寻

午子少阴君火亥巳厥阴风木

未丑太阴湿土戌辰太阳寒水

申寅少阳相火酉卯阳明燥金

五音建运之图

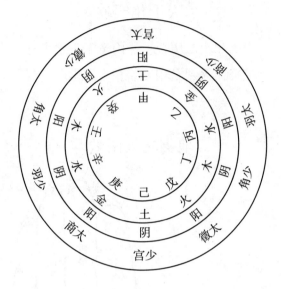

岁中五运之图

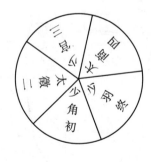
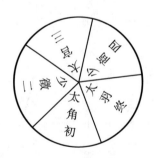

阴阳太少歌

甲丙戊庚壬属阳　　土水火金木须详

宫羽徵商角配合　　为阳为太法自良

乙丁己辛癸阴象　　金木土水火末方

商角宫羽徵挨数　　为阴为少切莫忘

阳太阴少分明记　　熟读何必费周章

交六气时日图

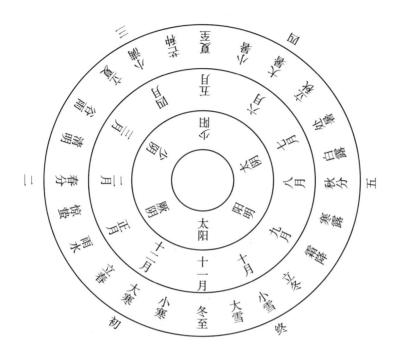

逐年主气起止歌

大寒一至初气生	直到立春雨水惊
春分清明紧相接	谷雨立夏二气行
三气小满与芒种	夏至小暑当详明
大暑立秋处白露	此为四气要辨清
秋分寒露同霜降	立冬五气不可更
小雪大雪加冬至	再合小寒终气成

逐年主运起止歌

木运大寒一日起	春分十二木运完
第十三天火运起	芒种九天火运完

由第十天起土运　　处暑六天土运全
其七天上起金运　　立冬三日金运全
立冬四日起水运　　小寒末日水运全
周而复始胸中记　　每年主运照此安

逐年主运歌

木为初运二为火　　三土四金水居五
逐年主运人当知　　七十二天挨次数

逐年主气图

初气　二气　三气　四气　五气　六气
　木　　火　　相火　土　　金　　水

逐年主气六歌

木火相土金水六　　初木二火三相火
四土五金六是水　　每气四节六旬足

客运行法歌

甲己土金水木火　　乙庚金水木火土
丙辛水木火土金　　丁壬木火土金水
戊癸火土金水木　　从此推求自无错

客运歌

客运无非按五行　　木火土金水相生
丁壬化木从木起　　戊癸化火顺火行
甲己化土就土起　　乙庚化金顺金行
丙辛化水水上起　　水能生木挨次行

客运行法

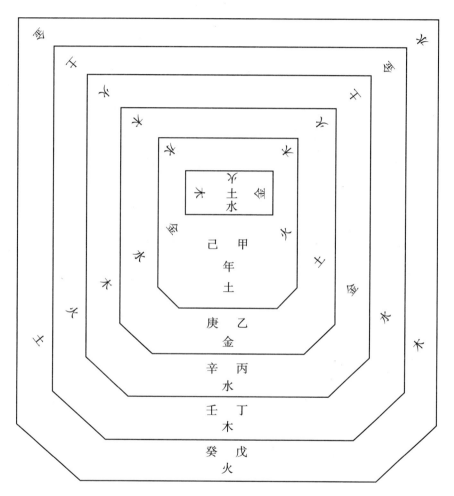

子午年司天在泉间气图

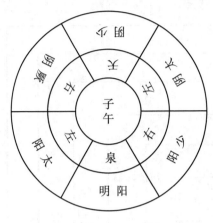

少阴君火司天　　左太阴右厥阴
阳明燥金在泉　　左太阳右少阳

卯酉年司天在泉间气图

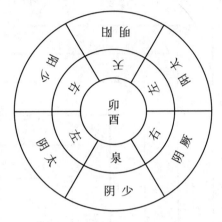

阳明燥金司天　　左太阳右少阳
少阴君火在泉　　左太阴右厥阴

丑未年司天在泉间气图

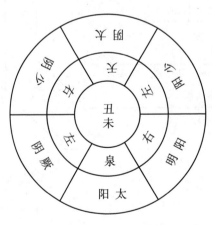

太阴湿土司天　　左少阳右少阴
太阳寒水在泉　　左厥阴右阳明

辰戌年司天在泉间气图

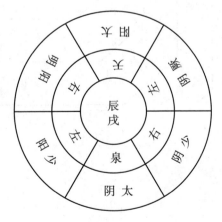

太阳寒水司天　　左厥阴右阳明
太阴湿土在泉　　左少阳右少阴

寅申年司天在泉间气图　　巳亥年司天在泉间气图

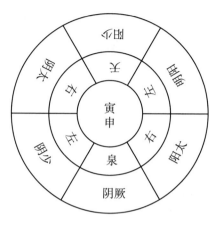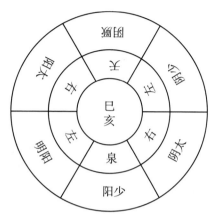

少阳相火司天　　左阳明右太阴　　厥阴风木司天　　左少阴右太阳
厥阴风木在泉　　左少阴右太阳　　少阳相火在泉　　左阳明右太阴

司天在泉歌

子午少阴君火天　　阳明燥金属在泉

丑未湿土司天是　　太阳寒水为在泉

寅申少阳司天位　　厥阴风木系在泉

卯酉辰戌与巳亥　　颠倒司天与在泉

司天在泉左右间气歌

少阴司天左太阴　　右间一定厥阴寻

太阴司天左少阳　　右间自是少阴当

少阳司天左阳明　　右间须从太阴行

阳明司天左太阳　　右间少阳切莫忘

太阳司天左厥阴　　右间阳明却先临

厥阴司天左少阴　　右间太阳须留心

此是司天左右间　　在泉左右宜另辨

又左右间气简便歌

四气乃为司天左　　二气司天之右间

在泉左间是初气　　五气在泉算右间

逐年手指定主气图

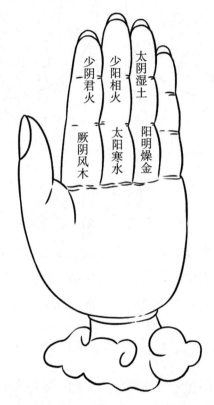

　　指掌图以左手食指三节纹上定初之气厥阴风木之位、二节纹上定二之气少阴君火之位、中指头节纹上定少阳相火之位、四指二节纹上定太阴湿土之位、三节纹上定阳明燥金之位、中指三节纹上定太阳寒水之位，是为三阴阳六主气相生之定位也。

　　以上六圆图即三阴三阳六客分配十二支加临之法，按照年地支如法加于指掌图六主气之上，则司天在泉间气纪步了然在握矣。

逐年三阴三阳客气图　　司天在泉初气图

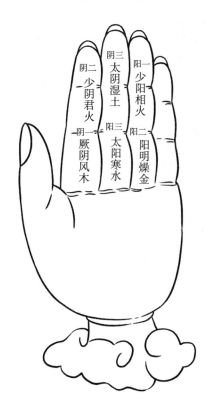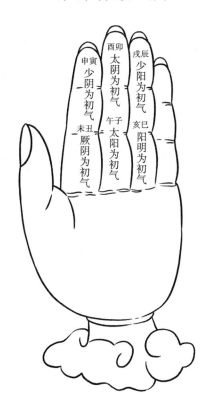

司天在泉初气歌

子午太阳为初气　　丑未初气厥阴边
少阳初气少阴是　　阳明初气太阴连
太阳初气即少阳　　厥阴初在阳明安
周而复始轮流转　　三气司天六气泉

逐年客气歌

每年退二是客乡　　上临实数下临方
初中六气排轮取　　主客兴衰定弱强

逐年客气司天在泉图

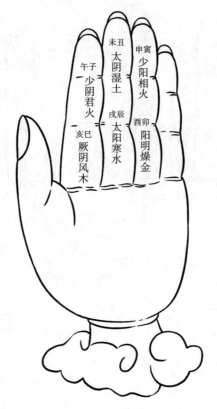

假如子年司天，后三辰戌是也。

太阳寒水为初之气，客也。

亥为二气、子为三气、丑为四气、寅为五气、卯为六气。

假如丑年司天，后三位是亥。

厥阴风木为初气、少阴君火为二气、太阴湿土为三气、少阳相火为四气、阳明燥金为五气、太阳寒水为终气。

此言太过不及之岁，以生成为数也。太过之岁以成数数之，不及之岁以生数数之。其土年则以生数之五为数也。易之系辞曰：天一生水，地六成之。地二生火，天七成之。天三生木，地八成之。地四生金，天九成之。天五生土，地十成之。此生成之数所以分也。

生成数图

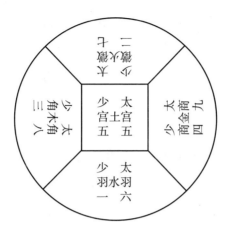

逐年客气对化图

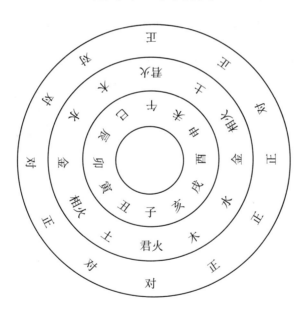

逐年客气正化对化歌

子丑卯辰巳对化　　申年亦与对化同

寅午未酉兼戌亥　　此六年中正化伦

《运气全书》云：六气分上下左右而行天令，十二支分节令时日而司地化，上下相召。而寒暑燥湿风火与四时之气不同者，有正对之化也。然厥阴司于巳亥者，何也？谓厥阴木也，生于亥故正化于亥，对化于巳也。虽有卯为正木之分，乃阳明金对化也，所以从生而顺于巳也。少阴所以司于子午者，何也？谓少阴为君火尊位，所以正得南面离位。故正化于午，对化于子也。太阴所以司于丑未者，何也？谓太阴属土，土属中宫，寄于坤位西南，居未分也。故正化于未，对化于丑也。少阳所以司于寅申者，何也？谓少阳相火位卑于君火也，虽有午位君火居之，火生于寅，故正化于寅，对化于申也。阳明所以司于卯酉者，何也？谓阳明为金酉，为西方属金，故正化于酉，对化于卯也。太阳所以司于辰戌者，何也？谓太阳为水，虽有子位以居君火，对化辰戌属土，水虽土用，水由地中行，水伏土中，即六戊天门戌是也，六己地户辰是也，故水虽土用，正化于戌，对化于辰也。

九宫分野所司之图

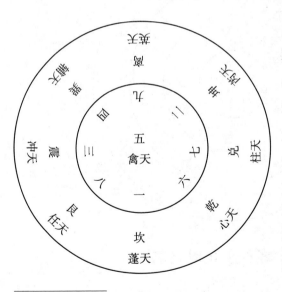

五运不及之岁，则有灾宫所向之位，经曰：九星悬朗，七曜周旋者，乃天之九星所主分野，故少角岁云灾三宫，东室震位，天冲①司也。少徵岁云灾九宫，南室离位，天英司也。少宫岁云灾五宫，中室天禽司也，寄位二宫坤位。少商岁云灾七宫，西

---

① 天冲：原图中及文中"天冲"作"天徵"，"徵"当为"衝"，据王冰《天元玉册》改之，并使用简化字"冲"。

室兑位，天柱司也。少羽岁云灾一宫，北室坎位，天蓬司也。皆以运气不及之方言之。《天元玉册》云：天蓬一水，正之宫也。天芮①二土，神之应宫也。天征三木，正之宫也。天辅四木，神之应宫也。天禽五土，正之宫也。天心六金，神之应宫也。天柱七金，正之宫也。天任八火，神之应宫也。天英九火，正之宫也。下以应九州岛之分野，谓冀、兖、青、徐、扬、荆、豫、梁、雍也。

南北政脉不应歌

不应者，脉来沉细而伏，不应于指也

甲己君土为南政	其余八年北政论
南政子午南寸沉	丑未巳亥左右寻
卯酉两尺寅申左	辰戌右尺真分明
北政阳明沉两寸	太阴少阳左右应
少阴两尺厥阴右	太阴右尺何须问

此图者南政北政以手掌三指排十二支数。

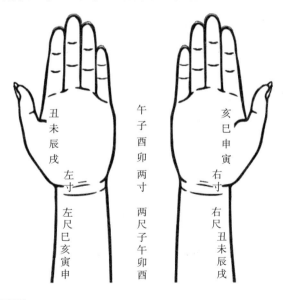

① 天芮：原图中及文中"天芮"作"天内"，"内"当为"芮"，据王冰《天元玉册》改之。

南政子起中指端，北政子起中指根，逆行数之，凡年辰所值之处，即其不应之位也。

三　犯

犯天符病速而危，犯岁会病徐而持，犯太乙病暴而死。

胜复主病

胜甚者复甚，胜微者复微^①，胜复之气猝，不能遽形于脉，当先以形症求之。

侮克主病

所胜来侮其病微，所不胜来克其病甚。

甲子　甲午岁　太宫土运

上少阴火　子午少阴君火司天。**中太宫土运**　甲为土运，为太宫。**下阳明金**　阳明燥金在泉。

热化二　此言司天，少阴主热，正化从本生数，对化从标成数，则甲子之年属对化成数。主热化七，其在泉亦主成数，主燥化九。甲午之年属正化生数，主热化二，其在泉亦主燥化四。

雨化五　此言土运土雨为，故雨化五，按本论后文云：太过者其数成，不及者其数生，土常以生也，今甲年土运太过，故言雨化五，五土数。

---

① 胜微者复微：原作"胜微者复微"，据校本改。

燥化四 此言在泉，义见上。**所谓正化日也** 详后文，有邪气化日，则凡正化日者皆正气所化也。按太过之年止有正化日者，即如火主热、土主雨、金主燥，无胜无复，谓之正气所化之日。后凡不及之年有邪化日，又有正化日者，以有胜有复谓之邪化之日，其正化日即如下节，乙丑年，丑为湿，乙为清，乃正化之日也。此句结上"热、雨、燥化"三句，后仿此。

其化上咸寒 此言司天宜用之药食也。盖太过之土胜水，故用咸寒以扶水，即所谓热淫所胜，平以咸寒也。**中苦热** 此言土运宜用之药食也。

下酸热 此言在泉宜用之药食也。即所谓燥淫于内，治以苦温，此误言酸热。**药食宜也** 此句结上三句，后仿此。

丙子 岁会，丙为水运，子为年辰又为水，故曰岁会。**丙午岁 太①羽水运 上少阴火** 子午为少阴君火司天。**中太羽水运** 丙为阳水为太羽。**下阳明金** 燥金在泉。

热化二 此言司天，丙子岁热化七，金之灾，得其半以运，水太过胜于天令，天令减半，丙午热化二，午为火，少阴君火同天运。虽水，一水不能胜二火，故异于丙子岁。**寒化六** 此言水运，太过者其数成，故寒化六。**清化四** 此言在泉，丙子燥化九，丙午燥化四。**正化度也 其化上咸寒** 此言司天宜用之药食。**中咸热** 此言水运宜用之药食。**下酸温** 此言在泉宜用之药食《至真要大论》云：燥淫于内，治以酸温。**药食宜也**

---

① 太：原作"大"，据校本改。

戊子　天符　戊午　太乙天符　太徵火运

上少阴火　子午为少阴君火司天。**中太徵火运**　戊为阳火为太徵。**下阳明金**　燥金在泉。**热化七**　此言运与司天俱火，故只言热化七，热化七者，太徵之运化也，若少阴司天之化则戊子热化七，戊午热化二。**清化九**　此言在泉，详戊子清化九，戊午清化四。**正化度也**　**其化上咸寒**　此言司天宜用之药食。**中甘寒**　此言火运宜用之药食。**下酸温**　此言在泉宜用之药食。《至真要大论》云：燥淫于内，治以苦温。**药食宜也**

庚子　同天符　庚午　同天符　太商金运

上少阴火　子午为少阴君火司天。**中太商金运**　庚为阳金为太商，庚午金令减半，以上见少阴君火，庚午年，午亦为火故也。庚子年，子是子水，金气相得，与庚午年又异。**下阳明金**　阳明燥金在泉。**热化七**　此言司天，庚午年属正化，从本生数，主热化二，庚子年属对化，从标成数，主热化七。**清化四**　此言金运，庚午年亦从正化生数，主清化四，庚子年亦从对化成数，主清化九。**燥化九**　此言在泉，庚午年燥化四，庚子年燥化九，义上同。**所谓正化日也**　正气所化。**其化上咸寒**　此言司天宜用之药食，《至真要大论》云：热淫所伤，治以咸寒。**中辛温**　此言金运宜用之药食。**下酸温**　此言在泉宜用之药食。《至真要大论》云：燥淫于内，治以苦热。**药食宜也**

壬子　壬午岁　太角木运

上少阴火　子午为少阴君火司天。**中太角木运**　壬为①阳木为太角。**下阳明金**　燥金在泉。

热化二　此言司天，壬午热化二，壬子热化七。**风化八**　此言木

---

① 为：底本此处脱，据文义补。

运太过者其数成。**清化四** 此言在泉，壬午燥化四，壬子燥化九。**正化度也** **其化上咸寒** 此言司天宜用之药食。**中酸凉** 此言木运宜用之药食。**下酸温** 此言在泉宜用之药食。**药食宜也**

少阴司天	初气厥阴风木	太阳寒水加	天时	地气迁，燥将去，寒乃始，蛰复藏，水乃冰，霜复降，风乃至，阳气郁，民反周密	民病	关节禁固，腰脽痛，炎暑将起，中外疮疡
	二气少阴君火	厥阴风木加	天时	阳气布，风乃行，春气以正，万物应荣，寒气时至，民乃和	民病	其病淋，目瞑目赤，气郁于上而热
子午岁气	三气少阳相火	少阴君火加	天时	天政布，大火行，庶类蕃鲜，寒气时至	民病	民病气厥心痛，寒热更作，咳喘目赤

热化之图	四气太阴湿土	太阴湿土加	天时	溽暑至，大雨时行，寒热互至	民病	民病寒热，嗌干，黄瘅，衄衊①，饮发
	五气阳明燥金	少阳相火加	天时	畏火临，暑反至，阳乃化，万物乃生乃长荣，民乃康	民病	其病温
阳明在泉	终气太阳寒水	阳明燥金加	天时	燥令行	民病	余火内格，肿于上，咳喘，甚则血溢。寒气数举，则霧雾②翳，病生皮腠，内舍于胁，下连少腹而作寒中

---

① 衊：原作"血"，据文义改。

② 雾：原作"霜"，据文义改。

乙丑　乙未岁　少商金运

上太阴土　丑未太阴湿土司天。**中少商金运**　乙为阴，金为少商。**下太阳水**　太阳寒水在泉。**热化寒化胜复同**　热胜寒复。**所谓邪气化日也**　因胜而复，乃邪气所化之日也。**灾七宫　湿化五**　此言司天，太阴正化于未，对化于丑，其化皆五，以生数也。后文云：土①常以生也，不必分太过不及，而皆曰五也。**清化四**　此言金运也，金之气清，故言清化，不及者其数生，乙为不及，故言生数四。**寒化六**　此言在泉，乙丑为对化，从标为成数，当为寒化六。乙未为正化，从本生数，当为寒化一。**所谓正化日也**　此皆正气所化之日也。**其化上苦热**　此言司天宜用之药食也，《至真要大论》云：湿淫所胜，平以苦热。**中酸和**　此言金运宜用之药食也，《玄珠》云：上酸平。**下甘热**　此言在泉宜用之药食也，《至真要大论》云：寒淫于内，治以甘热。《玄珠》云：下甘温。**药食宜也**

丁丑　丁未岁　少角木运

上太阴土　丑未为太阴湿土司天，木运平气，上刑天令减半。**中少角木运**　丁为阴，木为少角。**下太阳水**　太阳寒水在泉。**清化热化胜复同**　清胜热复。**邪气化度也，灾三宫**　三为木方。**雨化五**　此言司天，雨为湿土，五为土数。**风化三**　此言木运，不及者其数生，故风化三。**寒化一**　此言在泉，丁丑寒化六，丁未寒化一。**正化度也　其化上苦温**　此言司天宜用之药食，《至真要大论》云：湿淫所胜，平以苦热。**中辛温**　此言木运宜用之药食。**下甘热**　此言在泉宜用之药食，《至真要大论》云：寒淫于内，治以甘热。**药食宜也**

---

① 土：底本原作"上"，据文义改。

己丑　太乙天符　己未岁　太乙天符　少宫土运

上太阴土　丑未为太阴湿土司天。**中少宫土运**　己为阴土，为少宫，是岁木得复①气而来胜，脾乃病久，土至危，金乃来复，至九月，甲戌月，己得甲合，土还正宫。**下太阳水**　寒水在泉。**风化清化胜复同**　风胜清复。**邪气化度也**　**灾五宫**　土之方，生数。**雨化五**　此言司天，与运俱土，故只言雨化五。**寒化一**　此言在泉，己丑寒化六，己未寒化一。**正化度也**　**其化上苦热**　此言司天宜用之药食，《至真要大论》云：湿淫所胜，治以苦热。**中甘和**　此言土运宜用之药食。**下甘热**　此言在泉宜用之药食。**药食宜也**

辛丑　同岁会　辛未岁②　同岁会　少羽水运

上太阴土　丑未太阴湿土司天。**中为少羽水运**　辛为阴水为少羽为水运，至七月丙申月，水运正羽。**下太阳水**　太阳寒水在泉。**雨化风化胜复同**　风胜雨复。**所谓邪气化日也**　因胜而复，乃邪气所化之日。**灾一宫**　一宫北室坎位天玄司。**雨化五**　此言司天之化土，常以生故，辛丑、辛未年皆主雨化五。**寒化一**　此言在泉，以运与在泉俱水，故只言寒化一，寒化一者，少羽之化气也。若太阳在泉之化，则辛丑寒化六，辛未寒化一。**所谓正化日也**　正气所化。**其化上苦热**　此言司天宜用之药食，《至真要大论》云：湿淫所胜，平以苦热。**中苦和**　此言运气宜用之药食。**下苦热**　此言在泉宜用之药食，《至真要大论》云：寒淫于内，治以甘热。**药食宜也**

癸丑　癸未岁　少徵火运

上太阴土　丑未为太阴湿土司天。**中少徵火运**　癸为阴火，为

---

① 复：原本不清晰，据文义补。
② 岁：原脱，据文义补。

少徵，癸丑癸未，左右二火，为间相佐，又五月戊午干德符，癸见戊而气全，水未行胜，为正徵。**下太阳水** 寒水在泉。**寒化雨化胜复同** 寒胜雨复。**邪气化度也，灾七宫** 七为火之方。**雨化五** 此言司天土之数五。**火化二** 此言火运，不及者其数生。**寒化一** 癸丑寒化六，癸未寒化一。**正气化度也 其化上苦温** 此言司天宜用之药食，《至真要大论》云：湿淫所胜，平以苦热。**中咸温** 此言火运宜用之药物。**下甘热** 此言在泉宜用之药食，《至真要大论》云：寒淫于内，治以甘热。**药食宜也**

太阴司天	初气厥阴风木	厥阴风木加	天时	地气迁，寒乃去，春气至，风乃来。生布万物以荣，民气条舒，风湿相薄，雨乃后。	民病	血溢，筋络拘强，关节不利，身重筋痿
	二气少阴君火	少阴君火加	天时	大火正，物承化，民乃和	民病	瘟疫大行，远近咸若，湿蒸相薄，雨乃时降
丑未岁气	三气少阳相火	太阴湿土加	天时	天政布，湿气降，地气腾，雨乃时降，寒乃随之	民病	感于寒湿，则民病身重胕肿，胸腹满

湿化之图	四气太阴湿土	少阳相火加	天时	畏火临，溽蒸化，地气腾，天气否，隔寒风，晓暮蒸热相薄，草木凝烟，湿化不流，则白露阴布，以成秋令	民病	腠理热，血暴溢，疟，心腹满热，膹胀，甚则胕肿
	五气阳明燥金	阳明燥金加	天时	惨令已行，寒露下，霜乃早降，草木黄落，寒气及体，君子周密	民病	病在皮腠
太阳在泉	终气太阳寒水	太阳寒水加	天时	寒大举，湿大化，霜乃积，阴乃凝，水坚冰，阳光不治	民病	感于寒，则民病关节禁固，腰脽痛

甲寅　甲申岁　太宫土运

上少阳相火　寅申为少阳相火司天。**中太宫土运**　甲为阳土，为太宫。甲寅之岁小异于甲申，以寅木可刑土气之平也。**下厥阴木**　风木在泉。**火化二**　此言司天甲寅火化二，甲申火化七。**雨化五**　此言土运，土常以生。**风化八**　此言在泉甲寅风化八，甲申风化三。**正化度也**　**其化上咸寒**　此言司天宜用之药食。**中咸和**　此言土运宜用之药食。**下辛凉**　此言在泉宜用之药食。**药食宜也**

丙寅　丙申岁　丙申之岁，申金生水，水化之令转盛，司天相火为病减半。**太羽水运**

上少阳相火　寅申少阳相火司天，中太羽水运，丙为阳水为太羽。**下厥阴**　厥阴风木在泉。**火化二**　此言司天丙寅为正化从本生数，当为火化二；丙申为对化从标成数，当为火化七。**寒化六**　此言水运太过，主成数，故寒化六。**风化三**　此言在泉丙寅为正化从本生数，当云风化三；丙申为对化从标成数，当云风化八。**所谓正化日也**　非胜非复，正气所化之日。**其化上咸寒**　此言司天宜用之药食。《至真要大论》云：火淫所胜，平以咸冷。**中咸温**　此言水运宜用之药食。**下辛凉**　此言在泉宜用之药食。《至真要大论》云：风淫于内，治以辛凉。**药食宜也**

戊寅　天符　戊申岁　天符火运，上见少阳火，与司天相合，故曰天符。戊申年与戊寅年小异。申为金，佐于肺，肺受火刑，其气稍实，民病得半。**太徵火运**

上少阳相火，寅申为相火司天。**中太徵火运**　戊为阳火为太徵。**下厥阴木**　厥阴风木在泉。**火化七**　此言司天与运合，故只言火化七。火化七者，太徵之运气也。若少阳司天之气，则戊寅火化二，戊申火化七。**风化三** 此言在泉，戊寅风化八，戊申风化三。**正化度也** **其化上咸寒** 此言司天宜用之药食。**中甘和** 此言火运宜用之药食。**下辛凉** 此言在泉宜用之药食。**药食宜也**

庚寅 庚申岁 太商金运

上少阳相火 寅申为少阳相火司天。**中太商金运** 庚为阳金为太商。庚寅岁为正商，得平气。以上见少阳相火，下克于金，运不能太过。庚申之岁，申酉佐之，乃为太商。

下厥阴木 风木在泉。**火化七** 此言司天，庚寅热化二，庚申热化七。**清化九** 此言金运太过以成数。**风化三** 此言在泉，庚寅风化八，庚申风化三。**正化度也** **其化上咸寒** 此言司天宜用之药食。**中辛温** 此言金运宜用之药食。**下辛凉** 此言在泉宜用之药食。**药食宜也**

壬寅 同天符 壬申岁 同天符 盖木运太过，下加厥阴，即厥阴为在泉也。故曰同天符。**太角木运**

上少阳相火 寅申为相火司天。**中太角木运** 壬为阳木为太角。**下厥阴木** 厥阴风木在泉。**火化二** 壬寅为正化从本生数，当云火化二；壬申为对化从标成数，当云火化七。**风化八** 此以运与在泉俱木，故只言风化八。风化八乃太角之运化也。若厥阴在泉之化，则壬寅风化八，壬申风化三。**所谓正化日也** 正气所化。**其化上咸寒** 此言司天宜用之药食。**中酸和** 此言木运宜用之药食。**下辛凉** 此言在泉宜用之药食。**药食宜也**

少阳司天	初气厥阴风木	少阴君火加	天时	地气迁,风胜乃摇,寒乃去,候乃大温,草木早荣,寒来不杀	民病	温病乃起,其病气怫于上,血溢目赤,咳逆头痛,血崩胁满,肤腠中疮
寅申岁气	二气少阴君火	太阴湿土加	天时	火反郁,白埃四起,云趋雨府,风不胜湿,雨乃零,民乃康	民病	热郁于上,咳逆呕吐,疮发于中,胸嗌不利,头痛身热,昏愦脓疮
	三气少阳相火	少阳相火加	天时	天政布,炎暑至,少阳临上,雨乃涯	民病	热中,聋瞑血溢,脓疮咳呕,鼽衄渴嚏欠,喉痹目赤,善暴死

火化之图	四气太阴湿土	阳明燥金加	天时	凉乃至,炎暑间化,白露降,民气和平	民病	病满身重
	五气阳明燥金	太阳寒水加	天时	阳乃去,寒乃来,雨乃降,气门乃闭,刚木早凋	民病	民避寒邪,君子周密
厥阴在泉	终气太阳寒水	厥阴风木加	天时	地气正,风乃至,万物反生,霜雾以行	民病	关闭不禁,心痛,阳气不藏而咳

乙卯　天符　乙酉　太乙天符　少商金运

上阳明金　卯酉为阳明燥金司天。**中少商金运**　乙为阴金为少商。乙酉为正商，以酉金相佐，故得平气。乙卯之年，二之气君火分中，火来行胜，水来行复，其气以平。以三月庚辰，乙得庚合，金运正商，其气乃平。**下少阴火**　少阴君火在泉。**热化寒化胜复同**　热胜寒复。**邪气化度也**　**灾七宫**　金之方。**燥化四**　此言司天，乙卯燥化九，乙酉燥化四。**清化四**　此言金运不及者，其数生。**热化二**　此言在泉，乙卯热化二，乙酉热化七。**正化度也**　**其化上苦小温**　此言司天宜用之药食。**中苦和**　此言金运宜用之药食。**下咸寒**　此言在泉宜用之药食。**药食宜也**

丁卯　岁会，丁为木运，卯之年辰亦为木运临卯，故曰岁会。**丁酉**　丁卯正月壬寅为干德符，便为平气，胜复不至，运同正角，金不胜木，木亦不灾土。又丁卯年得卯佐之，即上阳明不能灾之。**少角木运**

上阳明金　卯酉阳明燥金司天。**中少角木运**　丁为阴木为少角。**下少阴火**　少阴君火在泉。**清化热化胜复同**　清胜热复。**所谓邪化日也**　因胜而复，乃邪气所化之日。**灾三宫**　以运之当方言。**燥化九**　此言司天，卯酉主燥，正化从本生数，对化从标成数。则丁卯之年属对化成数，主燥化九；丁酉之年属正化生数，主燥化四。**风化三**　此言木运不及，主生数，故风化三。**热化七**　此言在泉，丁卯对化，当云热化七；丁酉正化，当云热化二。**所谓正化日也**　乃正气所化之日。**其化上苦小温**　此言司天宜用之药食。即《至真要大论》云[①]：燥淫所胜，平以苦温。《玄珠》亦云：上苦温。**中辛和**　此言木运宜用之药食。**下咸寒**　此言在泉宜用之药食。《至真要大论》云：热淫于内，治以咸寒。**药食宜也**

---

① 云：原脱，据文义补。

己卯　己卯金与运土相得，子临父位为逆。**己酉岁少宫土运**

上阳明金　阳明燥金司天。**中少宫土运**　己为阴土，为少宫。复罢土气未正。至九月甲戌月，土还正宫，己酉之年木胜火微。**下少阴火**　少阴君火在泉。**风化清化胜复同**　木胜金复。**邪气化度也**　**灾五宫**　五为中土。**清化九**　此言司天，己卯燥化九，己酉燥化四。**雨化五**　此言土运。**热化七**　此言在泉，己卯热化二，己酉热化七。**正化度也**　**其化上苦小温**　此言司天宜用之药食。**中甘和**　此言土运宜用之药食。**下咸寒**　此言在泉宜用之药食。**药食宜也**

辛卯　辛酉岁　少羽水运

上阳明金　卯酉阳明燥金司天。**中少羽水运**　辛为阴水，为少羽。此年七月，丙申水还正羽。**下少阴火**　君火在泉。**雨化风化胜复同**　雨胜风复。**邪气化度也**　**灾一宫**　水之方。**清化九**　此言司天，辛卯燥化九，辛酉燥化四。**寒化一**　此言水运不及之生数。**热化七**　此言在泉，辛卯热化二，辛酉热化七。**正化度也**　**其化上苦小温**　此言司天宜用之药食。**中苦和**　此言水运宜用之药食。**下咸寒**　此言在泉宜用之药食。**药食宜也**

癸卯　同岁会　癸酉岁　同岁会。火运不及，下加少阴，以在泉为火，故曰同岁会。**少徵火运**

上阳明金　阳明燥金司天。**中少徵火运**　癸为阴火为少徵。**下少阴火**　少阴君火在泉。**寒化雨化胜复同**　寒胜雨复。**所谓邪气化日也**　**灾九宫**　九宫离位，南室天英司也。**燥化九**　癸卯燥化九，癸酉燥化四。**热化二**　此言运与在泉俱火，故只言热化二。热化二者，少徵之运化也。若少阴在泉之化，则癸卯热化二，癸酉热化七。**所谓正化日也**　正气所化。**其化上苦小温**　此言司天宜用之药食。**中咸温**　此言火运宜用之药食。**下咸寒**　此言在泉宜用之药食。**药食宜也**

阳明司天	初气厥阴风木	太阴湿土加	天时	地气迁,阴始凝,气始肃,水乃冰,寒雨化	民病	中热胀,面目①浮肿,善眠,衄衊,嚏欠,呕,小便黄赤,甚则淋
卯酉岁气	二气少阴君火	少阳相火加	天时	阳乃布,民乃舒,物乃生,灾厉大至	民病	民善暴死
	三气少阳相火	阳明燥金加	天时	天政布,凉乃行,燥热交合,燥极而泽	民病	病寒热

燥化之图	四气太阴湿土	太阳寒水加	天时	寒雨降	民病	病暴仆,振栗,谵妄,少气,嗌干引饮,心痛,痈肿疮疡,寒虐,骨痿,便血
少阴在泉	五气阳明燥金	厥阴风木加	天时	春令反行,草乃生荣	民病	民气和
	终气太阳寒水	少阴君火加	天时	阳气布,候反温,蛰虫来见,流水不冰	民病	民乃康平,其病温

① 目:原作"自",底本、校本同,据文义改。

甲辰 岁会同天符 **甲戌** 岁会同天符。运与年辰皆土，曰岁会。又土运太过，下加太阴在泉，曰同天符。**太宫土运**

上太阳水 辰戌为太阳寒水司天。**中太宫土运** 甲为阳土，为太宫。**下太阴土** 湿土在泉。**寒化六** 甲辰对化从标成数，当云寒化六；甲戌正化从本生数，当云寒化一。**湿化五** 运与在泉俱土，故只言湿化五。**正化日也** **其化上苦热** 此言司天宜用之药食。《至真要大论》云：寒淫所胜，平以辛热。**中苦温** 此言土运宜用之药食。**下苦温** 此言在泉宜用之药食。《至真要大论》云：湿淫于内，治以苦热。**药食宜也**

丙辰　天符　丙戌岁　天符　太羽水运

上太阳水 辰戌为太阳寒水司天。**中太羽水运** 丙为阳水，为太羽。**下太阴土** 湿土在泉。**寒化六** 运与司天俱水，故只言寒化六。寒化六者，太羽之运化。若太阳司天之化，则丙辰寒化六，丙戌寒化一。**雨化五** 此言在泉土生数。**正化度也** **其化上苦热** 此言司天宜用之药食。《至真要大论》云：寒淫所胜，平以辛热。**中咸温** 此言水运宜用之药食。**下甘热** 此言在泉宜用之药食。《至真要大论》云：湿淫于内，治以苦热。**药食宜也**

戊辰　戊戌岁　太徵火运

上太阳水 辰戌太阳寒水司天。**中太徵火运** 戊为阳火为太徵。**下太阴土** 太阴湿土在泉。**寒化六** 此言司天，戊辰对化从标成数，当云寒化六；戊戌正化从本生数，当云寒化一。**热化七** 此言火运，戊辰对化七，戊戌正化二。**湿化五** 此言在泉之化，所谓土常以生也。**所谓正化日也** 正气所化。**其化上苦温** 此言司天宜用之药食。《至真要大论》云：寒淫所胜，平以辛热。**中甘和** 此言火运宜用之药食。**下甘温** 此言在泉宜用之药食。《至真要大论》云：湿淫于内，治以苦热。**药食宜也**

庚辰　庚戌岁　太商金运

上太阳水　辰戌为太阳寒水司天。**中太商金运**　庚为阳金，为太商。**下太阴土化一。清化九**　此言司天，庚辰寒化六，庚戌寒化一。**清化九**　此言金运太过者其数成。**雨化五**　此言在泉，五为土数。**正化度也**　**其化上苦热**　此言司天宜用之药食。**中辛温**　此言金运宜用之药食。**下甘热**　此言在泉宜用之药食。**药食宜也**

壬辰　壬戌岁　太角木运

上太阳水　辰戌为太阳寒水司天。**中太角木运**　壬为阳木，为太角。**下太阴土化一。风化八**　此言司天，壬辰寒化六，壬戌寒化一。**风化八**　此言木运太过之成数。**雨化五**　此言在泉，土常以生数。**正化度也**　**其化上苦温**　此言司天宜用之药食。《至真要大论》云：寒淫所胜，平以辛热。**中酸和**　此言木运宜用之药食。**下甘温**　此言在泉宜用之药食。《玄珠》云：下酸平。《至真要大论》云：湿淫于内，治以苦热。**药食宜也**

太阳司天	初气厥阴风木	少阳相火加	天时	地气迁，气乃大温，草乃早荣	民病	民乃厉，温病乃作，身热，头痛，呕吐，肌腠疮疡
辰戌岁气	二气少阴君火	阳明燥金加	天时	大凉反至，民乃惨，草乃遇寒，火气遂抑	民病	气郁中伤，寒乃始
	三气少阳相火	太阳寒水加	天时	天政布，寒气行，雨乃降	民病	病寒，反热中，痈疽注下，心热瞀闷，不治者死

寒化之图	四气太阴湿土	厥阴风木加	天时	风湿交争，风化为雨，乃长乃化乃成	民病	大热少气，肌肉痿，足痿，痢下赤白
湿土在泉	五气阳明燥金	少阴君火加	天时	阳复化，草乃长乃化乃成	民病	民乃舒
	终气太阳寒水	太阴湿土加	天时	地气正，湿令行，阴凝太虚，埃昏郊野	民病	民乃惨凄，寒风以至，反者孕乃死

乙巳　乙亥岁　少商金运

上厥阴木　巳亥为厥阴风木司天。**中少商金运**　乙为阴金，为少商。乙巳岁火来小胜，巳为火，佐于胜也。即于子月，中气君火时化日，火来行胜，不待水复。遇三月庚辰月，乙见庚而气自全，金还正商，乙亥年三月得庚辰月，早见干德符，即气还正商。火未得王而先平，火不胜则水不复，又亥是水，得力，故火不胜也。**下少阳相火**　相火在泉。**热化寒化胜复同**　热胜寒复。**邪气化日也**　**灾四宫**　四为金方。**风化八**　此言司天，乙巳对化从标成数，当云风化八；乙亥正化从本生数，当云风化三。**清化九**　此言金运，乙巳清化九，乙亥清化四。**火化七**　此言在泉，乙巳火化七，乙亥火化二。**正化度也**　**其化上辛凉**　此言司天宜用之药食。**中酸和**　此言金运宜用之药食。**下咸寒**　此言在泉宜用之药食。**药食宜也**

丁巳　丁亥岁　少角木运

上厥阴木　巳亥为厥阴风木司天。**中少角木运**　丁为阴木，为少角。丁年正月，壬寅丁得壬，合为干德符，为正角平气。**下少阳相火** 相火在泉。**清化热化胜复同** 热胜清复。**邪气化度也** **灾三宫** 木之方三。**风化三** 此言司天与运俱木，故只言风化三。风化三者，少角之运化也。若厥阴司天之化，则丁巳风化八，丁亥风化三。**火化七** 此言在泉，丁巳热化七，丁亥热化二。**正化度也** **其化上辛凉** 此言司天宜用之药食。**中辛和** 此言木运宜用之药食。**下咸寒** 此言在泉宜用之药食。**药食宜也**

己巳　己亥岁　少宫土运

上厥阴木 巳亥为厥阴风木司天。**中少宫土运** 己为阴土，为少宫，至九月甲戌月方还正宫。**下少阳相火** 少阳相火在泉。**风化清化胜复同** 风胜清复。**所谓邪气化日也** 因胜而复，邪气所化之日。**灾五宫** 土之方。**风化八** 此言司天，己巳对化，从标成数，当云风化八，巳亥正化从本生数，当云风化三。**湿化五** 此言土运。**火化七** 此言在泉，己巳属对化，从标成数，主热化七，巳亥属正化，从本生数，主热化二。**所谓正化日也** 正气所化。**其化上辛凉** 此言司天宜用之药食，《至真要大论》云：风淫所胜，平以辛凉。**中甘和** 此言土运宜用之药食。**下咸寒** 此言在泉宜用之药食，《至真要大论》云：火淫于内，治以咸冷。**药食宜也**

辛巳　辛亥岁　少羽水运

上厥阴风木 巳亥为厥阴风木司天。**中少羽水运** 辛为阴水，为少羽，辛巳年木复土罢，至七月丙申月水还正羽，辛亥年为水平气，以亥为水相佐，为正羽，与辛巳年少异。**下少阳相火** 相火在泉。**雨化风化胜复同** 雨胜风复。**邪气化度也** **灾一宫** 一为水之方。**风化三** 此言司天辛巳风化三，辛亥风化八。**寒化一** 此言水运不及者其数生。**火化七** 此言在泉辛巳热化七，辛亥热化二。**正化度也** **其化**

上辛凉 此言司天宜用之药食。**中苦和** 此言水运宜用之药食。**下咸寒** 此言在泉宜用之药食。**药食宜也**

癸巳　同岁会　癸亥　同岁会　少徵火运

上厥阴风木 巳亥为厥阴风木司天。**中少徵火运** 癸为阴火，为少徵，癸巳正徵，火气平，一谓巳为火，亦名岁会，二谓水未得化，三谓五月戊午，癸得戊合，故得平气，癸亥之岁，亥为水，水得年力便来行胜，至五月戊午月还正徵，其气始平。**下少阳相火** 相火在泉。**寒化雨化胜复同** 寒胜雨复。**邪气化度也　灾二宫** 火之方。**风化八** 此言司天，癸巳风化八，癸亥风化三。**火化二** 此言在泉与运俱火，故只言火化二，火化二者少徵火运之化也，若少阳在泉之化，则癸巳热化七，癸亥热化二。**正化度也　其化上辛凉** 此言司天宜用之药食。**中咸和** 此言火运宜用之药食。**药食宜也**

厥阴司天	初气厥阴风木	阳明燥金加	天时	寒始肃杀，气方至	民病	民病寒于右之下
	二气少阴君火	太阳寒水加	天时	寒不去，雪水冰，杀气施化，霜乃降，名草上焦，寒雨数至，阳复化	民病	民病热于中
巳亥岁气	三气少阳相火	厥阴风木加	天时	天政布，风乃时举	民病	泣出，耳鸣，掉眩

风化之图	四气太阴湿土	少阴君火加	天时	溽暑湿热相薄，争于左之上	民病	黄瘅，胕肿
少阳在泉	五气阳明燥金	太阴湿土加	天时	燥湿更胜，沉阴乃布，寒气及体，风雨乃行	民病	肺受风，脾受湿，发为疟
	六气太阳寒水	少阳相火加	天时	畏火司令，阳乃大化，蛰虫出现，流水不冰，地气大发，草乃生，人乃舒	民病	温厉

　　仆编《运气指掌》，不过搜集群书略参己意，仅知其当然而不知其以然，恒引为憾事。近于友人案头得悟虚子《与客问难》一段，论五行生克干支化气，均有至理存焉，较他书迥别，有特录出附于卷末。客曰："天生五材，非即所谓五行乎？"悟曰："然。"客曰："黄帝命大挠探五行情，情即生克之情乎？"悟曰："是也。"客曰："五行之生，淘沙而见金，雨露润草木，火用以薪传，烬尽而焦土乎？"悟曰："然。是用也，而非体也。"客又曰："金不过铜铁银锡之类，不知何以生水，吾惑焉。"曰："噫！客误矣。金银铜铁之类，岂能生水耶！盖水之源出于西方，亘古东流而不竭，西方属金，故曰金能生水。流动有生木之义，故曰水生木。钻燧取火，春取榆柳之火，夏取枣杏之火，长夏取桑柘之火，秋取柞楢之火，冬取槐檀之火，而民方火食，故曰木生火。火有用而无体者也，旺于大夏，土得暖而万卉发

荣，故曰火生土。五金皆生于山矿之间，故曰土生金。"客曰："五行所生既闻命矣，敢问所克。"悟曰："滔天之水，土能防之。燎原之火，水能灭之。顽钝之金，以火而销镕。盘错之木，以金而斫削。浊厚之土，以木而开辟，此五行克也。"客曰："吾闻火能化万物而独言克金者，何也？土能生万物，而独能生金者何也？木克土，胡以借金之钝？水生木，何以借土之功？"悟曰："火独言克金者，先坚也，其余不足论也。土独言生金者，先贵而有用也，其余则其次也。木克土而不言金者，先本而后末也。土长木而言生者，滋润之功多也。"

客曰："五行生克既教我矣，敢问支干相配何也？"悟曰："此康节所谓天何依依于地，地何附附于天，天地自相依附，又何疑焉！"客曰："甲己何以化土？"悟曰："此逢辰，辰则化取神龙变化之义。诸书已有之，而子之未见也。甲己还生甲，甲子、乙丑、丙寅、丁卯、戊辰，辰上生戊属土，故曰化土。乙庚丙作初，丙子、丁丑、戊寅、己卯、庚辰，辰上是庚属金，故曰化金。丙辛生戊子，戊子、己丑、庚寅、辛卯、壬辰，辰上是壬属水，故曰化水。丁壬庚子居，庚子、辛丑、壬寅、癸卯、甲辰，辰上是甲属木，故曰化木。戊癸推壬子，壬子、癸丑、甲寅、乙卯、丙辰，辰上是丙属火，故曰化火。"客曰："天干戊己之土相连，地支辰戌丑未分四，何也？"悟曰："此坤厚载物之义也，亥子之下有丑水，由地中行也，《中庸》所谓振河海而不泄，亦此意。寅卯之下有辰木长于地上也，《中庸》所谓草木生之，亦此意。巳午之下有未火居土上也，《易》云普明无所不照，亦此意。申酉之下有戌金行于土上也，《中庸》所谓宝藏兴焉，亦此意。顺数之，亥子生寅卯，寅卯生巳午，巳午生申酉，申酉生亥子。逆数之，辰为水库而生寅卯木，未为木库而生巳午火，戌为火土库而生申酉金，丑为金库而生亥子水。"客曰："春何以见木旺？夏何以见火旺？秋何以见金旺？冬何以见水旺？"悟曰："木气融和，故曰春旺。火气炎热，故曰夏旺。金气清凉，故曰秋旺。水气寒冷，故曰冬旺。"

客曰:"土何以旺于四季?"悟曰:"土有形无气者,木①气融而土亦融,火气热而土亦热,金气凉而土亦凉,水气寒而土亦寒,随四时而旺,所谓坤顺而从也。"客曰:"水多水涨,何以不言旺?"悟曰:"此以水制火之义也,夏天炎甚,若不得水,土燥不能生物则苗稿矣,此天地人物之功也。"

① 木:原作"水",据文义改。

校后记

一、高思敬生平及学术简介

高思敬，字憩云，江苏江阴人，近代医家（1850~1925年）。据天津市中医院杨鹤侪先生于1985年发表在《天津中医》杂志的《高思敬先生医学生活史及学术思想简介》一文介绍："幼承庭训，少年即酷爱医学，且天生夙慧，聪敏过人。17岁受业于赵云泉先生，赵公深通内经、温病治学。对先生督教甚严，故打下了良好的内科基础，后随赵公临证于公善医局，局内外科名医李遇良见其天资聪颖，用功勤奋，执礼甚恭，十分喜爱，收为弟子，并不遗余力地耐心教导，使先生尽得其传。后悬壶应世，设诊于邑冬仓禀桥。初遇小疾，应手而瘥。但遇奇难重症，仍感乏术。于是刻苦攻读前人外科著述，凡历代外科著作无不涉猎，且细心探索，潜心研究。经过多年的勤学苦研和反复实践，学验俱进，道乃大行。加之先生治病临证细致，处方果敢审慎，用药得当，刀针准确，所以屡起沉疴，声誉日隆。光绪十一年（1887年）杨殿臣在天津创办养病院，函邀先生携眷来津应诊十余年，对脑疽、流注、疔毒走黄等症多着奇效，被誉为'津门华佗'。不仅对祖国医学悉心学习和研究，而且对刚传入我国的西医外科著作也都详加阅读，读书随笔，积累盈箧。七十岁高龄仍每早五点起床，烛下学习英文，勤学苦研之精神实堪敬佩，后任养病院院长，光绪三十三年（1907年）先生赴嘉兴友人之约，适遇义和团运动，交通受阻，不能回津，遂奋笔著述，将平生临证之经验体会纂编成书，名《高憩云外科全书十种》。包括：外科医镜十二卷，外科三字经、六气感证、外科问答、逆症汇录、五脏六腑图说，共五卷十二本，按地支顺序编排。因先生素以济世为怀，医德高尚，虽悬壶数十载，但无余资，难以刊行于世。光绪三十四年（1908年）返津，创办'同人医社'。求医者甚众，始终盛况不衰。民国六年（1917年）在友人怂恿资助下，才得付梓，公诸于世。该书理论精辟，实践丰富，发前人所未发，为医界所推崇。如：日人岗田为人氏将该书之《外科医镜》《外科三字经》《逆症汇录》《六气感证》《外科问答》列入外科名著。但该书印数不多，未能广泛流传，收藏者很少。民国十四年（1925年）冬，先生去世，享年75岁。"杨文介绍："先生的学术思想是以经典为宗，尤重视《内经》《伤寒论》等医籍研究，用以指导临床实践。先生极力反对门户之见、扬己灭彼的错误思想，积极博采众家之长，不断丰富自己……先生主张外科医生必须精通内科，强调内外同意，整体观念……先生其学术思想虽以经典为宗，但从不闭关自守，固步自封。他详细阅读《西医外科全书八种》《万国药方》等书后，积极主张吸收西医知识来丰富祖国医学，主张"取彼之长，补我之短，荟萃中西参观互证之……先生从事中医外科五十余年，读外科医书不下百余种，所得各书之方都逐一实践验证，每试一方有效者即记录在册，无效就表明×年×月×日用过无效。"

又据程宝书主编《新编针灸大辞典》收录的"高思敬"一条介绍：高氏临床善用针灸。其文言："精外科，强调治病需明五脏六腑、经络起止、腧穴流注，擅长针灸之术，每施于外科痈疽疮疡而取效。著《经络图说（附井荥俞经合原歌）》《三百六十穴歌》等，均为初习针者便于学诵之门径工书。"高氏之《外科医镜》也已经由程传浩点校出版，足见对高氏的外科学术有深入研究之必要。

二、高思敬对待五运六气学说的循证态度

中医界对于五运六气学说，自古以来有三种态度，一是坚信不疑，一是全盘否定，还有一种是将信将疑。

虽然历史上并没有做过相关的数据统计，仅凭个人感觉，前两种人相对是比较少的。这是因为：能坚信不疑者，或者对运气理论知识有深刻的解读，而且在临床上使用经验丰富、得心应手，或者是亲眼见到医者解读运用运气学说的真实案例。而全盘否定者，或者是解读了运气学说的内容，发现了其中根本的错误，或者是从感情上、从根本认知上不能接受这一学说，或者亲眼看到了应用运气学说失败的真实案例。毕竟，运气学说古奥难解，能够正确解读、熟练掌握、灵活运用的人并不多，相应的验案奇效见闻者也少。也正因为解读不容易，所以，能够找出根本错误的机会也很少。

而就大多数人而言，因为缺乏系统的学习，往往不能很好地理解和运用运气知识，也谈不上坚信或者否定，只能持将信将疑的态度，或留待自己的经历去验证；或存而不论，不置可否。不过，到了高思敬生活的时代，否定的人多了起来，正如其自序中所言"近之业医者，类皆谓运气不足凭，生克不必信"。个中原因，高思敬并没有交代。

就高思敬本人而言，他对五运六气的态度应该是属于坚信的！

五运六气是龙砂医学流派的学术特色，对此薪火相传的学说，高思敬并没有不加分析地被动接受。相反，他很理性地从理论和事实两个方面，对五运六气的价值进行了分析。首先，他从理论的重要性进行阐述，认为"医家不明内难，无以探阴阳之奥"，"阴阳之奥者何？不外五运六气、五行生克之理"；其次，他更有经验事实的根据，"于逐年运气时时体验，确有可凭而可信者"。作为龙砂医学流派的医家，高思敬不但博古通今、学贯中西，治学更是实事求是。据张伯礼考据，高氏不仅对外科前贤的方药——试用验证记录，而且对自己诊治病例的效果也如实记录。在《高憩云外科十种》中有《逆症汇录》一卷，高氏特意"记载失败病例数十例，指陈得失，极为详尽，有经验、有教训，尤为难能可贵"。

今人苏礼等编著的《古今专科专病医案：肿瘤》也录有高氏记录于《高憨云外科十种》中《外科医镜》中的两则舌疳案。此两案均未能获得良好效果。可见，高思敬具备极其严谨客观的实事求是的治学态度。正因为如此，他方能在自己深刻的学习解读基础上，依据逐年临床体验的证据，对待五运六气这一个颇具争议的学说，旗帜鲜明地表述了其认可、支持的立场。

不仅如此，高氏更突破了以往医界重视运气对内科时病作用的传统，指出了运气对外科疾病诊治的重要意义，而将《运气指掌》一书收录于其外科全书之中。

据裘沛然主编《中国医籍大辞典》及陈荣《中国中医药学术语集成》记载：《运气指掌》。不分卷。清·高思敬（字憨云）撰。成书于1916年。为运气学专著。系《高憨云外科全书》之一。主要论述五运六气奥论要旨。现存1917年天津华新印刷局铅印本。在《中国医籍大辞典》中，裘沛然先生将《运气指掌》归于基础理论类的 B 类中。

高思敬的这种态度是客观、科学的，是符合当前循证医学的理念的。事实上，高思敬对五运六气学说的这一种态度，也是龙砂医家的传统。龙砂医家吕夔（字大章，著有《运气发挥》）、姜健（字体乾，善用陈无择"三因司天方"，并传授予缪问）、吴达（字东旸，著有《医学求是》，其中有《运气应病说》）、章巨膺（曾发表《宋以来医学流派和五运六气之关系》）等均深谙运气学说的要旨，并能熟练应用于临床诊治中，从而使其成为龙砂医学流派鲜明的学术特色及优势。

三、高思敬认为五运六气学说中基本知识、每年运气关系以及运气格局推演对临床诊治最为重要

高思敬强调："要明五运六气，须知五行生克，干支化气，对化正化并主客气运。"理解和运用五运六气理论的基础，是要熟练掌握五行之间的生克胜复关系，以及干支纪年法推算常位运气格局。《黄帝内经》中系统阐述五运六气基本内容主要见于《素问》的《天元纪大论》《五运行大论》《六微旨大论》《气交变大论》《五常政大论》《六元正纪大论》《至真要大论》等七篇大论，以及《素问遗篇》的《刺法论》《本病论》和《素问》的《六节藏象论》等篇也有部分内容，其中包含了天文、历法、气象、物候、医学等多学科的学术内涵。

当代龙砂医学流派代表性传承人、安徽中医药大学顾植山教授指出："五运六气是中医学探讨自然变化的周期性规律及其对人体健康和疾病影响的一门学说，'是中医基本理论的基础和渊源'，承载着中医学'天人合一'思想的核心内核，在中医学中占有非常重要的地位。"

既然探讨的是周期性规律，必然需要进行理论推算；没有理论推算的知识，是无法知常达变的。五运六气理论有严格的术语定义、严密的推算规则，包括甲子纪年、十干纪运、五音建运、太少相生、五步推运、岁运主客、地支纪气、六气三阴三阳、客主加临、二十四节气、运气交司时刻、司天在泉正化对化等等。这些基本知识和规则必须理解和掌握。实际上，五运六气理论以及推算规则并不深奥，而且条理清晰，掌握其基本原理与方法并不需要花费太多的时间和精力。

为此，高氏将《普济方卷一百二十三 伤寒门·伤寒运气精华》中的运气推演基本规则歌诀的大部分都收入到本书中，以便于诵读与记忆。《普济方》中关于运气的歌诀尚有部分内容，如《伤寒逐日受病起例歌》等，则并未收入。由此可见，高氏对待运气学说的态度，仍是以《素问》及王冰的相关著作作为界限的。需要指出的是，本书中的《逐年客气歌》与《普济方》中的《伤寒逐年客气歌》完全一致，歌诀后的解释说明中，高氏为"假如子年司天，后三辰戌是也。太阳寒水为初之气，客也。亥为二气，子为三气，丑为四气，寅为五气，卯为六气是也。"其中的"后三"与歌诀中的"退二"并不一致，而在《普济方》中本歌诀后的解释为"假令癸丑年司天退二，辛亥是也。

厥阴风木为初之客气也，子为二之气，丑为三之气，寅为四之气，卯为五之气，辰为六之气是也。"两者并不一致。结合高氏对本歌诀的另一段示例说明，则可知高氏示例中的"后三"的"后"，是以本书该歌诀后的《逐年客气司天在泉图》为参照，按地支顺数次序先后上的"后"，而歌诀中的"退二"的"退"，是指按司天为三之气，按"三、二、一"方向逆数回初之气。因本处示例与歌诀不一致，故说明之。此外，关于"上临实数下临方"句，歌诀后并未加以说明，尚待考证。

高氏还强调医者应掌握每年运气之间的关系对疾病的影响："又言六十年中，运气上下临御，则有相得不相得者，不可不辨。"由于司天与中运间不同的五行生克及同属关系，形成了不同的运气格局分类，分别称之为顺化、天刑、小逆、不和、天符、岁会以及太乙天符。这些不同分类的运气格局对疾病的产生以及严重程度，有着不同的作用。高思敬依据自身临证实践得出的体会，认为："以上皆《内经》论运气最为精要切于证治者也。"至于南北政问题，高氏认为其"不关于证治"。另外，对于五行生克等基本规则的产生根源及更深入的解读，高氏在书中并未根究，想来，这并不影响运气学说在临床上的应用价值。

《运气指掌》一书作为高思敬在五运六气领域的代表性著作，从其书名即可反映出高氏对五运六气学说的以实践为落脚点的务实态度。《素问》运气七篇大论，前五篇重在论理，《六元正纪大论》重在每年运气格局推演，将六十甲子运气合参于气象、物候、病象的变化尽数列明，即"太过不及，斯皆见矣"，《至真要大论》则重在应对与疾病治疗方面。因此，纵观整个运气七篇大论，《六元正纪大论》是从认识到实践、从理论到临床的衔接关键，是临床应用基础。正因如此，高氏《运气指掌》一书参照运气七篇大论的序次，以指掌图配合歌诀的形式撰写，其中六十甲子运气演化占据其中大半的篇幅，凸显了高氏理论联系实践，强调将理论应用于实践、实践必须以理论为指导的中医临床家的思维。

实际上,《运气指掌》虽为运气学专著,但其作为高氏外科全书中的一册,更强调实用性和普及性,其中并不涉及艰深的理论探讨与学术命题。当然,在本书的最后,高思敬还是试图为有兴趣寻根问底的读者们提供参考的答案:"仆编《运气指掌》,不过搜集群书略参己意,仅知其当然而不知其以然,恒引为憾事。近于友人案头得悟虚子《与客问难》一段,论五行生克干支化气,均有至理存焉,较他书迥别,有特录出附于卷末。"我们认为,中医临床工作者学习应用运气学说也未必需要追寻终极学术问题,更重要的是正确把握运气学说的基本原则及适用条件。

不过,毕竟五运六气理论年度久远,对于现代人来说,还是容易觉得繁杂枯燥。因此,需要培养学习的兴趣。假如象高氏当年所见之"业医者"连五行生克都不相信的话,是很难培养出学习五运六气的兴趣。

四、对"太乙天符"的讨论

太乙天符,是一种非常特殊的运气格局类型。在《黄帝内经·素问·六微旨大论》中对太乙天符的定义及其对疾病的影响有专门的论述。"天符岁会何如?曰:太乙天符之会也"。"天符为执法,岁会为行令,太乙天符为贵人。邪之中也,奈何?曰:中执法者,其病速而危;中行令者,其病徐而持;中贵人者,其病暴而死。"可见《内经》认为,天符、岁会、太乙天符这三者,由于运气同化,其纯一之气容易亢盛之病,或与其他运气因素关系形成胜复时则容易化生出暴戾的病邪,造成严重的后果。

高思敬对太乙天符的观点,完全同意《六微旨大论》的论述。他在《运气指掌》中写道:"凡中运与司天之气相同者,谓之天符。……凡中运临本之位者,谓之岁会。……凡天符又值岁会,是天气、中运、岁支三位俱同,谓之太乙天符,又谓之三合。如己丑己未,中运之土与司天之土同气，又临土运丑未也，凡此虽曰同气，不无偏胜亢害之灾？！"然此处，高思敬用了一个"虽……，不无……？！"的反问句，可见，他知道有一种观点认为，太乙天符为运气同化，名曰同气，并无偏胜亢害之虞，对疾病的影响也不严重。显然，高思敬并不同意这一看法，他认为太乙天符是完全有可能会因为"三合同气"所导致的"偏胜亢害之灾"的，所以才用了反问的语气。

那么，我们应该怎样理解上述两种不同的观点呢？为此，我们有必要进一步探讨。

方药中先生曾在《黄帝内经运气七篇讲解》中提到："凡属太一天符（即太乙天符，校者注）之年，一般认为，在气候变化上特别猛烈；在人体疾病上也就特别凶猛危险。"接下来方先生提出了自己与"一般认为"者不一样的看法，"关于为什么太一天符之年，其气候变化上特别剧烈，在人体疾病上特别凶险呢？我们认为不太好理解。根据原文'太一天符为贵人'的提法，以及高世栻对《天元纪大论》中'应天为天符，承岁为岁直，三合为治'的注释，把'三合'解释为太一天符的提法，我们认为，太一天符之年以解释为气候变化和人体疾病情况介于天符与岁会之间为好。这是因为，其一，太一天符命之曰'贵人'。贵人者，得人扶持也。'三合为治'，治者，不乱也。二词均为褒义词。其二，从分析气候变化来看，由于其大运与司天之气的五行属性相同，构成了'天符'之年的类似变化；但另一方面，又由于其大运与年支固有的五行属性相同，又构成了与岁会之年的类似情况。二者综合作用，有其属于偏盛反常的一面，但也有其属于正常的一面。所以，其气候变化及人体疾病变化应较岁会之年剧烈，但较天符之年又较和缓一些。这是我们的看法，很不成熟，只作为一个问题在此提出讨论，还待以后进一步研究。"也就是说，方先生对于《六微旨大论》"天符为执法，岁位为行令，太一天符为贵人。帝曰：邪之中也奈何？岐伯曰：中执法者，其病速而危；中行令者，其病徐而持；中贵人者，其病暴而死。"的原文不太同意。方先生认为太乙天符年，（邪之）中贵人者，其病当介于"速而危"与"徐而持"之间，而不应"暴而死"。

我们认为，方先生的解析既有一定道理，也有可以商榷之处。

1. 从中医医案进行分析

校者曾对宋代经方大家许叔微在其《伤寒九十论》的"伤寒暴死证（十一）"一案进行了解读，发现许叔微在该案中明确指出了太乙天符的这种"三合同气"所导致的"偏胜亢害之灾"。

其案言："己未岁，一时官病伤寒，发热，狂言烦躁，无他恶证。四日死。或者以为两感，然其证初无两感证候。是岁得此疾，三日四日死者甚多，人窃怪之。予叹曰：'是运使然也：己为土运，土运之岁，上见太阴，盖太乙天符为贵人。中执法者，其病速而危；中行令者，其病徐而持；中贵人者，其病暴而死，谓之异也。又曰臣位君则逆，逆则其病危，其害速。是年少宫土运，木气大旺。邪中贵人，故多暴死。气运当然，何足怪也！'"我们认为，许氏本案己未年，即为太乙天符，因土气大旺，可能成为独亢的土邪，亦可能次生其他邪气，从而出现不少的伤寒暴死症。许氏记述本案的主要目的在于提醒后人辨别运气的常变，尤其需要重视特殊运气情况对疾病的影响作用。可见本案而言，许叔微应持方药中先生认为值得商榷的"一般认为"的观点，也就是与高思敬相同的观点。

2. 从中医理论进行分析

许叔微的观点，也为清代乾隆年间太医吴谦所接受。在吴谦负责编修的《医宗金鉴》中有一卷《五运六气要诀》。其中"执法行令贵人歌"及其注释，从中医理论的阴阳特性角度对这个问题进行了阐述。其歌云："天符执法犯司天，岁会行令犯在泉，太乙贵人犯天地，速危徐持暴死占，二火相临虽相得，然有君臣顺逆嫌，顺则病违其害小，逆则病近害速缠。其注曰："邪之中人，在天符之年，名曰中执法，是犯司天天气。天，阳也；阳性速，故其病速而危也。邪之中人在岁会之年，名曰中行令，是犯在泉地气。地，阴也；阴性徐，故其病徐而持也。邪之中人在太乙天符之年，名曰中贵人，是犯司天在泉之气。天地之气俱犯，故其病暴而死也。"

3. 从文字出发进行分析

"中行令、中执法、中贵人"是《内经》用于描述天符、岁会及太乙天符三种不同运气格局下邪中于人的状态时所用的特有词语。我们可以从分析"中""行令""执法"和"贵人"这些文字的含义进行更精确的理解。

首先，要解读"中"字在此处的含义。在现代汉语中，"中"字是个多音字，此处应念第四声，zhòng（这一点估计没有什么异议）。念 zhòng 的"中"字意思为：①恰好合上：如"中选""中奖""中意"。②古代科举考试被录取：如"中举人""中进士""中状元"。③受到，遭受：如"中毒""中计""中埋伏""中圈套"。实际上，这三个都含有符合的意思，即出自《庄子·徐无鬼》的成语"中规中矩"里的两个"中"字的意思。只不过三个意思中，前面两者多为好事，第三者多为坏事而已。

而在中医专业术语中，念 zhòng 的"中"字使用得很多，但往往指的是坏事，如"中风""中暑""中经络""中脏腑""中暍"。而且，在与邪气连用的术语中，往往有触冒、冒犯的意思，如"中风""中暑""中暍"。因此，我们理解，"中行令、中执法、中贵人"是指这三种触冒邪气的情况，分别如冒犯了"行令、执法、贵人"的意思。当然，有时候，"中"字也并不完全用于坏事，例如"中病即止""切中病机"等等。

而"行令"和"执法"在古代都是官名，我们通过阅读了乾隆年间出版的、主要讲述以清朝官制为纲、列举历代官职沿革的书籍《历代职官小辞典》等资料，初步获得了一些证据。

"行令"，当是"大行令"的简称。"大行令：官名。秦官有典客，掌少数民族事务。汉初沿设。景帝中六年（前144）改为大行令，所属有行人、译官、别火三令、丞等。武帝太初元年（前104），改大行令为大鸿胪，行人改名为大行令。大行令秩六百石，所属除丞外，有治礼郎数十人。行人为掌交际礼仪之官。《周礼》秋官有大行人、小行人，为掌四方朝聘宾客及使命往来之官。"

"执法"，则是战国时齐、秦等国掌刑法之官。如《史记·滑稽列传》淳于髡曰："赐酒大夫之前，执法在傍，御史在后。"《战国策·魏策四》："秦自四境之内，执法以下，至于长挽者，故毕曰：与穆氏乎？与吕氏乎？"另，汉代有官名"御史中执法"为御史中丞的别称。三国魏有"治书执法"，为于治书侍御史外，别置治书执法，掌奏劾。

至于"贵人"，则内涵较为复杂。

其一，为皇帝妃嫔称号之一。东汉光武帝始置，位次于皇后。此后历代沿置，但地位尊卑有别。

其二，可能为"中贵"（东汉）的别称，身居高位、亲近皇帝之宦官。宋徐天麟《东汉会要》卷一七《宦者封侯》："灵帝时，例封宦者，以中常侍吕强为都乡侯。强辞让恳恻，固不敢当，帝乃听之臣天麟按：东汉之季，阉宦擅权吕强身为中贵，而能持论如此，亦可以见是非之公在人心者不容泯也。"

其三，又或为"中（此处念 zhōng）贵人"的简称，也是指皇帝宠信的宦官。如《史记·李将军列传》与《汉书·李广苏建传》："匈奴大入上郡，天子使中贵人从广勒习兵击匈奴。中贵人将骑数十纵，见匈奴三人，与战。三人还射，伤中贵人，杀其骑且尽。中贵人走广。"又或者是指地位高的人，如《汉书·灌夫传》："夫怒，因嬉笑曰：'将军贵人也，毕之！'"

总之，贵人指的或是皇帝妃嫔，或是宦官，又或高官，其地位和实际职权应当比"行令"和"执法"高得多。由后世多达官贵人并称，并成为一成语，亦可见证。

"行令"为掌管交际礼仪之官，"执法"为掌管刑罚弹劾之官。两者一柔一刚，正好符合阴阳之特性，触犯他们的后果也有"徐持"与"速危"之别。而触犯了位高权重的"贵人"如妃嫔（可以延及外戚）或是得宠宦官，或是权重高官，自然遭受的祸害当比触犯"行令"和"执法"的程度严重得多，乃至"暴而死"了。

事实上，张景岳曾在《类经》二十四卷中对此也做过相关推断。他说："执法者位于上，犹执政也。行令者位乎下，犹诸司也。贵人者，统乎上下，犹君主也……中执法者，犯司天之气也。天者生之本，故其病速而危……中行令者，犯地支之气也。害稍次之，故其病徐而持。持者，邪正相持而吉凶相半也……中贵人者，天地之气皆犯兔，故暴而死。按此三者，地以天为主，故中天符者甚于岁会，而太一天符者，乃三气合一，其盛可知，故不犯则已，犯则无能解也，人而受之，不能免矣。"

综上，从文字解读可以获得与《医宗金鉴》相同的意思；再结合临床许叔微医案中的观点，我们认为"太乙天符"，是一个值得高度重视的运气格局。在这种格局下，出现某些"暴而死"的危急重症病例完全不奇怪，甚至可能出现暴发的疫情；因此，在太乙天符之年，必须做好疫病预测预警工作。

五、某些需要说明的地方

在《运气指掌》中，高思敬有些提法也值得商榷。如书中提到"又曰时有常位气无必然，故每岁又当以客运中运参合之。客运者，即六客气之初气也，中运者，即天干之化气也。"其中"客运者，即六客气之初气也"一句，就难以理解。一则，此句中未言明客运之初、二、三、四、五哪一个运与六客气初之气的关系。二来，客运为木火土金水五行，且分太少，客气为三阴三阳，两者实难直接划等号。笔者推想，此处可能有文字脱漏或笔误。

另外，《运气指掌》中六十甲子运气演化表格中，主客运均只用五行标识，并未提及太少。与其文中提及的"若客气客运，运以天干为主，其间分阴阳太少，甲丙戊庚壬为太为阳，乙丁己辛癸为阴为少，且分五音，宫商羽角徵"的提法不尽相符。当然，客运是否分太少，客运的太少相生该如何推，学术界也存有不同观点。高氏是否考虑到这个问题而故意不标识太少，这一点也并不能排除。

不过，高氏在六十甲子运气演化表格中，对主客气的标识，并未采用"厥阴风木""少阳相火"的三阴三阳传统标本术语，而是采用了一套比较特殊的标识方法。客气仅用"厥阴""少阳"三阴三阳记其标；主气则另创造了"初木气""二君气""三相气""四土气""五金气""终水气"的六个新词记其本。我们认为，这种主客气不同的术语标识，既不利于六气客主加临的记忆，也不利于对三阴三阳六气标本中理论的理解，这是值得斟酌的。

本次整理，以中国中医科学院图书馆馆藏天津华新印务厂繁体竖排铅印本为底本，以北京中医药大学（原北京中医学院）简体横排油印本为校本。以校对为主，慎用理校。文字上，底本为繁体字竖排，今按当前阅读习惯改为简体横排。本书六十甲子年五运六气图在底本中原为横排，为便于阅读，参考校本格式将这六十张图改为竖排设计。底本未断句，校本有标点符号，参考底本重新断句标点，图表格式也相应做了调整。对于底本与校本有别，而不影响文意理解的，保留底本并出注。对显系底本有误的，据校本或文理改之，并出注。部分文字，如"民病"误排为"病民"者，"己""巳""已"混淆者，直接予以改正，不出注，特此说明。

校注者

2018 年 12 月

校后记参考文献

［1］杨鹤侪.高思敬先生医学生活史及学术思想简介［J］.天津中医，1985，15（3）：2-4.

［2］程宝书.新编针灸大辞典［M］.北京：华夏出版社，1995.

［3］高思敬（清）著，程传浩点校.外科医镜［M］.北京：人民军医出版社，2005.

［4］张伯礼，于铁成.天津中医药史略与学术思想［M］.天津：天津科学技术出版社，2008.

［5］王三虎.古今专科专病医案：肿瘤［M］.西安：陕西科学技术出版社，2001.

［6］裘沛然.中国医籍大辞典（上册）［M］.上海：上海科学技术出版社，2002.

［7］陈荣，熊墨年，何晓晖.中国中医药学术语集成：中医文献（上册）［M］.北京：中医古籍出版社，2007.

［8］无锡市龙砂医学流派研究所.五运六气—打开《黄帝内经》的钥匙［M］.北京：北京科学技术出版社，2018.

［9］方药中.黄帝内经素问：运气七篇讲解［M］.北京：人民卫生出版社，2007年.

［10］老膺荣，宾炜，吴新明.许叔微《伤寒九十论》伤寒暴死证的运气解读及其对疫病预测作用的思考［J］.中医文献杂志，2018，36（1）：37-40.

［11］刘光华.历代职官小辞典［M］.兰州：甘肃教育出版社，1989.

［12］龚延明.中国历代职官别名大辞典［M］.上海：上海辞书出版社，2006.